Las propiedades de la
avena : la aliada ideal en las
dietas saludables
Jumeaucourt, Emmanuelle,

Las propiedades
de la avena

Emmanuelle **Jumeaucourt**

Las propiedades
de la avena

La aliada ideal en las dietas saludables

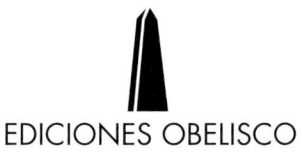

EDICIONES OBELISCO

Si este libro le ha interesado y desea que le mantengamos informado de nuestras publicaciones, escríbanos indicándonos qué temas son de su interés (Astrología, Autoayuda, Ciencias Ocultas, Artes Marciales, Naturismo,Espiritualidad, Tradición...) y gustosamente le complaceremos.

Puede consultar nuestro catálogo de libros en www.edicionesobelisco.com

Los editores no han comprobado la eficacia ni el resultado de las recetas, productos, fórmulas técnicas, ejercicios o similares contenidos en este libro. Instan a los lectores a consultar al médico o especialista de la salud ante cualquier duda que surja. No asumen, por lo tanto, responsabilidad alguna en cuanto a su utilización ni realizan asesoramiento al respecto.

Colección Salud y Vida natural
LAS PROPIEDADES DE LA AVENA
Emmanuelle Jumeaucourt

1.ª edición: abril de 2013

Título original:
Les incroyables vertus du son d'avoine

Traducción: *Pilar Guerrero*
Maquetación: *Marta Rovira Pons*
Corrección: *M.ª Ángeles Olivera*
Diseño de cubierta: *Enrique Iborra*
Fotografías: *Fotolia*

© 2011, Éditions Jouvence, S. A.
Chemin due Guillon 20 case 143, CH-1233 Bernex (Suiza)
www.editions-jouvence.com
(Reservados todos los derechos)
© 2013, Ediciones Obelisco, S. L.
(Reservados los derechos para la presente edición)

Edita: Ediciones Obelisco S. L.
Pere IV, 78 (Edif. Pedro IV) 3.ª, planta 5.ª puerta
08005 Barcelona - España
Tel. 93 309 85 25 - Fax 93 309 85 23
E-mail: info@edicionesobelisco.com
Paracas, 59 C1275AFA Buenos Aires - Argentina
Tel. (541-14) 305 06 33 - Fax: (541-14) 304 78 20

ISBN: 978-84-9777-916-6
Depósito Legal: B-384-2013

Printed in India

Capítulo 1

El salvado
de avena

La avena, de origen asiático, se viene utilizando de manera abundante desde la Antigüedad para usos que van desde la cosmética hasta la medicina, pasando por la alimentación. En la actualidad, el salvado, ese envoltorio que protege la semilla, va recuperando su éxito de antaño, gracias a sus numerosos beneficios.

¿Qué es el salvado de avena?

Un poco de historia

La avena llegó directamente de Asia. Es difícil encontrar documentación sobre su origen y su evolución, pero sabemos que hace más o menos 2.000 años, griegos y romanos empezaron a cultivarla no como fuente de alimentación, sino para usos cosméticos. Más tarde se descubrieron sus propiedades medicinales. En el siglo XII, la avena se introdujo en Canadá. Antes de llegar a Europa occidental se extendió por el norte y el este europeos.

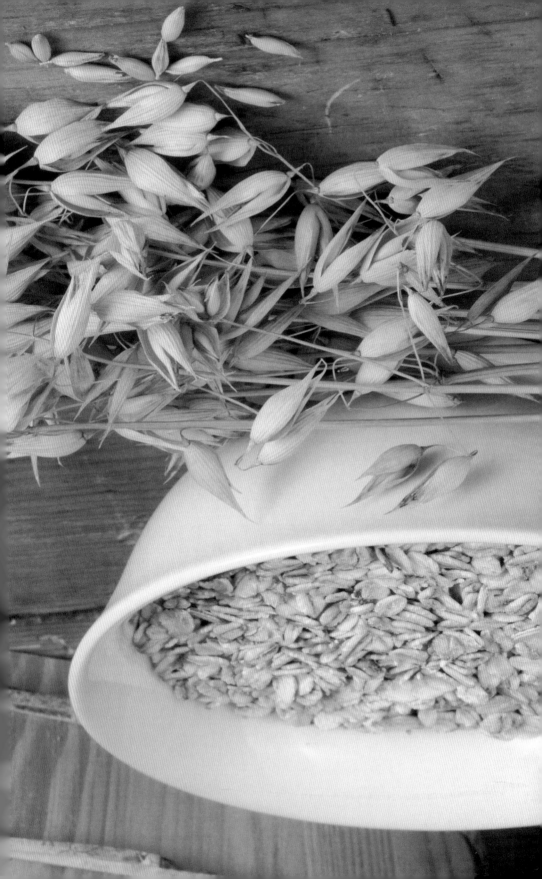

¿Conoces alguna curiosidad en torno a la avena? Los escoceses, que usaban la avena en sus recetas culinarias, se vieron influenciados por el esnobismo inglés, que miraba este cereal por encima del hombro. Así, en un diccionario inglés del siglo XVIII se leía esta definición acerca de la avena: «cereal que consumen los escoceses y que los ingleses sólo dan a sus caballos».

La avena: un cereal

Si bien el salvado de avena está de moda en Francia, en los países anglosajones no han querido ni oír hablar de él durante mucho tiempo. ¿Pero qué es exactamente el salvado de avena? ¿Una fécula? ¿Una legumbre? Para mucha gente sólo es comida de caballos. ¡Pero no es eso! Al menos no solamente.

La avena (*Avena sativa*) es una planta de grano duro que pertenece a la familia de los cereales, conocida por ser el componente estrella del famoso *porridge*, una mezcla de copos de avena con leche. En cuanto al salvado, es la envoltura externa de este cereal.

Formas de procesar el salvado de avena

Molido y *cernido* son términos un poco complicados que definen los dos modos de conseguir salvado de avena.

El molido

Para simplificar, el molido consiste en moler el salvado con cierta intensidad hasta conseguir el tamaño adecuado de las partículas de salvado. En relación a él, hay tres variedades: fino, me-

dio y grueso. El molido debe ser equilibrado, porque si es muy fino se rompe la fibra del salvado y éste pierde sus beneficios nutricionales; si es muy grueso, en cambio, el salvado pierde la viscosidad necesaria.

El molido correcto es el medio, y produce una partícula más ancha que la de base.

El cernido

La avena triturada pasa por un tamiz que separará el salvado de la harina. Se dice que el salvado es puro cuando ha sido tamizado varias veces y ha perdido los glúcidos rápidos. En efecto, los glúcidos, habitualmente conocidos como «azúcares», se dividen en dos categorías: los glúcidos simples (o rápidos) y los glúcidos complejos (o lentos). Los glúcidos son la principal fuente de energía del organismo.

Los glúcidos simples están muy presentes en todas las cosas dulces, como pasteles y bebidas azucaradas. Favorecen el aumento de la glucemia (cantidad de azúcar presente en sangre) y el sobrepeso cuando se consumen en exceso.

De manera general, se aconseja comer alimentos que contengan glúcidos complejos, presentes en las féculas, los cereales, la fruta y la verdura. En efecto, los glúcidos complejos se asimilan lentamente en el organismo y evitan que sintamos hambre entre ingestas, permitiendo controlar el peso correcto.

En definitiva, debes tener presente: que un buen cernido de la avena permite eliminar la mayor parte de los azúcares rápidos.

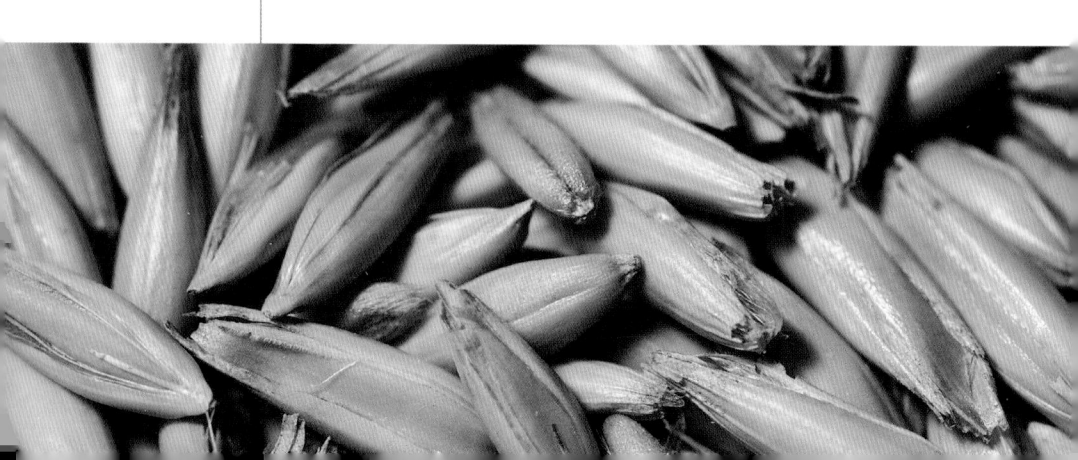

Conviene saber

Desde un punto de vista general, los cereales son:
- ✓ ricos en glúcidos complejos
- ✓ ricos en fibras
- ✓ desprovistos de colesterol
- ✓ pobres en azúcares, en lípidos (menos de 3 g de lípidos por cada 100 g) y en sal (0,8%)

De todos los cereales, la avena es el más rico en ácidos grasos insaturados.

¿Y además?

Los cereales son ricos en glúcidos y pobres en lípidos. Son una interesante fuente de proteínas vegetales. Este extremo debe tenerse en cuenta porque consumimos demasiadas proteínas animales, pero las de origen vegetal las vemos poco.

En lo que respecta a los cereales que se usan para los desayunos, suelen estar enriquecidos con vitaminas y minerales, algunos de los cuales se suelen consumir muy poco. Es el caso del hierro, por ejemplo, indispensable para las mujeres, por ejemplo, particularmente durante las menstruaciones.

En la práctica

Para tomarse un desayuno equilibrado, una porción de 60 u 80 g de cereales sería lo ideal. Los cereales que deberemos priorizar son aquellos que contengan glúcidos complejos y fibra, poca sal y pocos lípidos. Si se les añade un chorrito de leche vegetal, un poco de queso fresco o una bebida caliente (té o café, pero sin azúcar) y una pieza de fruta picada, se transforma en una ingesta realmente completa.

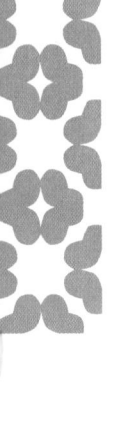

Su riqueza en nutrientes

Manganeso, fósforo, magnesio, selenio, vitaminas E y B_1 proteínas... El salvado de avena contiene tesoros nutricionales beneficiosos para el organismo y a niveles diversos.

La vitamina E

Además de sus propiedades antioxidantes, cuida de las uñas, del cabello y de la piel. Griegos y romanos comprendieron su utilidad con fines cosméticos: echaban avena en el agua del baño para hidratar la piel. En la actualidad, es posible encontrar ungüentos a base de salvado de avena en las parafarmacias y en las tiendas bio.

Rico en vitaminas

¿Dónde encontrar la vitamina E, además de en el salvado de avena?

La vitamina E está presente en la verdura de hoja verde (espinacas, coles, lechugas diversas...), los aceites (de girasol, de oliva, de soja) y, entre otros, en los frutos secos con cáscara (nueces, almendras, avellanas).

La vitamina B_1

Esencial para el buen funcionamiento de nuestro sistema nervioso (memoria y otras facultades intelectuales), participa en la conversión de los azúcares en energía y es beneficiosa para las personas con calambres y para las que tienen problemas de concentración, carencias o agotamiento, así como para los deportistas. ¡Es preciso saber que las bebidas como el té y el café reducen la absorción de esta vitamina en los alimentos!

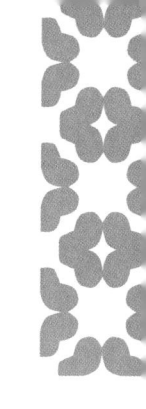

La fruta y la verdura, las legumbres, la carne, los mariscos (particularmente las ostras) y la levadura de cerveza son ricos en vitamina B_1.

Las proteínas

Las proteínas aseguran el buen funcionamiento de las células y la correcta contracción de los músculos. En ciertas condiciones, permiten abastecer la musculatura de energía: esfuerzos físicos intensos (como en el caso de los deportistas), reservas de glucosa deficientes, falta de grasas.

Las proteínas presentes en el salvado de avena son de origen vegetal. También las podemos encontrar en las legumbres (lentejas, alubias…). Las proteínas vegetales no tienen los mismos valores nutricionales que las animales (carnes, pescados, huevos y lácteos) porque no contienen todos los aminoácidos esenciales.

Rico en proteínas

¿Dónde encontrarlas además de en el salvado de avena?

Las proteínas están disponibles en la carne, el pescado, los huevos, las legumbres (lentejas, garbanzos…).

El manganeso y el selenio

Estos dos oligoelementos participan en la solidez de nuestro esqueleto y nuestros dientes, regulando también la cantidad de agua en el cuerpo.

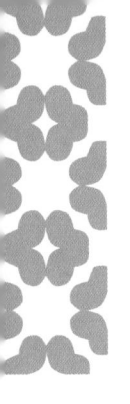

El manganeso participa en la fabricación de los constituyentes de los cartílagos y la piel. Se aconseja tomarlo en casos de artrosis y de osteoporosis.

El selenio, por su parte, está dotado de propiedades antioxidantes. Protege nuestras células de la oxidación, aumenta nuestras defensas y participa en el buen funcionamiento de la tiroides. Puede ayudar en la lucha contra algunos tipos de cáncer (por ejemplo, el de próstata) y en enfermedades cardiovasculares.

¿Dónde encontrarlos además de
en el salvado de avena?

El manganeso está presente en el jengibre, el té, las nueces y la verdura de hoja verde, mientras que el selenio está en el pescado y los mariscos, así como en las nueces de Brasil.

Rico en
sales
minerales

El fósforo y el magnesio

Estas dos sales minerales tienen el mismo impacto positivo que los oligoelementos sobre el organismo. El magnesio, por ejemplo, es famoso en su lucha contra el agotamiento, los calambres, los temblores y por su intervención en la prevención de la osteoporosis, entre otras cosas. El fósforo, por su parte, es la segunda sal mineral más abundante en el organismo, después del calcio. Protege eficazmente los dientes. Participa en la regeneración de los tejidos y en el equilibrio del pH en sangre.

¿Dónde encontrarlos además de
en el salvado de avena?

Los productos lácteos, el pescado, la carne (y las aves), así como las nueces, son una buena fuente de fósforo.

El chocolate, el rey de los golosos y golosas del mundo, es rico en magnesio, aunque también lo son las legumbres, las nueces y algunas aguas minerales.

El zinc y el cobre

El primero ayuda al desarrollo del feto, a la renovación del cabello y de la piel, a la cicatrización de las heridas y a la elaboración de insulina en el páncreas. El segundo es un oligoelemento indispensable para la formación de colágeno, una proteína útil para la estructura y la reparación de los tejidos corporales.

¿Dónde encontrarlos además de en el salvado de avena?

El hígado, las ostras, el germen de trigo y las semillas de sésamo contienen buenas cantidades de zinc.

Los mariscos y los crustáceos, las nueces, las semillas, la levadura de cerveza y las legumbres son buenas fuentes de cobre.

Un punto fuerte del salvado de avena: su riqueza en fibra

El salvado de avena es particularmente rico en fibras solubles: contiene alrededor de un 20%, esto es, de 17 a 25 g por cada 100 g. El salvado de avena ocupa, pues, la segunda posición, precedido por el salvado de trigo.

Teniendo en cuenta su riqueza en fibras, el salvado de avena se convierte en un alimento interesante que debería formar parte de nuestra alimentación cotidiana.

En efecto, la fibra soluble (en particular los beta-glucanos, fibras solubles presentes en gran cantidad) que contiene, tiene la

Rico en fibra

13

capacidad de absorber líquidos. El resultado es que se hinchan en el estómago formando una especie de gel que se reparte por la superficie de los intestinos. Esto ralentiza el paso del contenido del estómago al intestino, favoreciendo el equilibrio de la flora intestinal y el desarrollo de bacterias en el sistema digestivo. A título informativo: una cucharada sopera de salvado de avena absorbe 25 veces su volumen de líquido formando una cadena ¡de 375 g! Los efectos beneficiosos de esta característica se ponen de manifiesto rápidamente: sensación de saciedad duradera, disminución o completa desaparición del picoteo entre ingestas.

Zoom sobre la fibra

Importancia de la fibra

En 2002, la Afssa (Agencia Francesa de Seguridad Sanitaria de los Alimentos[1]) elaboró un informe sobre la fibra alimentaria en el que se indica la definición de la misma: «La fibra alimentaria no es ni digerida, ni absorbida por el intestino delgado. Presenta, como mínimo, una de las siguientes propiedades:

- ✓ Aumento de la producción de heces
- ✓ Estimulación de la fermentación colónica
- ✓ Disminución del colesterol en ayunas
- ✓ Reducción de la glucemia (...)».

Existen dos tipos de fibra alimentaria:

1. La fibra soluble

Es la fibra que, en presencia de líquido en el estómago, se hincha antes de desintegrarse. Excepto el salvado de avena, se encuentran en algunas frutas (manzanas, peras, cítricos, fresas...) y en las legumbres (lentejas, alubias...). La

---

1. En 2010, la Afssa se convirtió en Anses (Agencia Nacional de Seguridad Sanitaria de la Alimentación, del Entorno y del Trabajo).

fibra soluble tiene la capacidad de capturar cierta cantidad de grasa y de glucosa, eliminándolas a través de las heces antes de que al organismo le dé tiempo a absorberlas.

2. La fibra insoluble

Como su nombre indica, no se disuelve en el estómago. Laxante, ayuda a aliviar los problemas de estreñimiento y las hemorroides. Está presente, entre otros, en el salvado de trigo, en el pan de centeno, en frutas y en verduras.

Aporte de fibra aconsejado

La fibra alimentaria juega un papel importante y debe formar parte de la alimentación cotidiana. Las CDR (cantidades diarias recomendadas) totales de fibra son de 30 g diarios por adulto.[2] Pero la realidad es que en países como Francia se consume menos: 21 g diarios los hombres y 17 g las mujeres.[3] En España se consumen unos 16 gr diarios de fibra. ¡Estamos realmente lejos de lo ideal! Uno de los objetivos del Programa Nacional de Nutrición y Salud (PNNS) es al aumento de los aportes de fibra en un 50 %.

Los beneficios del salvado de avena para la salud

El salvado de avena presenta numerosos beneficios para nuestra salud, que conviene tener en cuenta.

Conviene saber

La fibra y las sales minerales no hacen, forzosamente, una buena pareja. Las primeras impiden la absorción de las segundas, o al menos no la favorecen. Así, si consumimos salvado (que son fibras) no olvide integrar alimentos ricos en vitaminas y sales minerales en todas las ingestas, como, por ejemplo, muchas frutas y verduras.

---

2. Fibras alimentarias, aportes nutricionales aconsejados para la población francesa, Lairon *et al.* 2001.
3. *Dietary fiber intake and risk factors for cardiovascular disease in French adults,* Lairon *et al.,* 2005.

Favorece el tránsito intestinal

Como hemos visto, la fibra evita el estreñimiento y favorece el tránsito intestinal. Dado que los adultos necesitan unos 30 g de fibra diaria y consumimos mucha menos, se aconseja aumentar el consumo diario por varias razones: la fibra aumenta la frecuencia de las deposiciones, mejora su consistencia y evita la necesidad de abusar de los laxantes. A fin de cubrir los aportes diarios recomendados en fibra, consume por lo menos un par de piezas de fruta al día y verdura tres veces; podemos añadir pan integral, cereales integrales, un puñado de nueces o almendras y no olvidar el salvado de avena, que podremos espolvorear en yogures y ensaladas o en la verdura cocida.

Tiene un fuerte impacto sobre el colesterol (LDL)

Ayuda a disminuir el colesterol

El 70% del colesterol de nuestro organismo se fabrica en el hígado, y el resto lo aporta la alimentación. Exiten dos tipos de colesterol: el bueno (HDL) y el malo (LDL). El colesterol HDL tiene el papel de conducir el exceso de colesterol a órganos como el hígado, para que lo eliminen. También limpia las paredes arteriales. Pero el colesterol LDL se deposita en las paredes de las arterias formando en ellas placas de grasa (ateromas) que las dañan. El resultado es que las placas juntas pueden llegar a formar coágulos (trombosis) que taponan la arteria. Este colesterol malo provoca dolencias cardiovasculares tales como el infarto de miocardio o los accidentes vasculares en el cerebro, que representan la primera causa de muerte en el mundo, ya que se lleva a 17 millones de personas cada año.[4]

En ciertos casos, el exceso de colesterol puede ser hereditario (hipercolesterolemia familiar). También es verdad que los niveles de colesterol tienen tendencia a aumentar con la edad. Por el contrario, las personas menores de 40 años sin antece-

---

4. Federación Francesa de Cardiología.

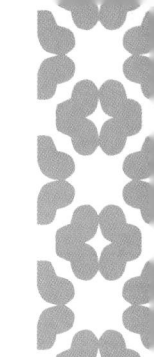

dentes familiares pueden tener un exceso de colesterol malo. La causa suele ser el tipo de vida y de alimentación, los cuales juegan un papel importante en el exceso de colesterol, pero también influye mucho la vida sedentaria y el sobrepeso, que reduce el colesterol bueno y favorece el aumento del malo.

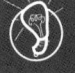 Conviene saber

✓ El 20% de europeos tiene riesgo de sufrir exceso de colesterol.*

✓ El 50% de los franceses no controla sus niveles de colesterol o lo hace muy de tarde en tarde.**

✓ El 73% de las personas menores de 35 años nunca se ha hecho un análisis para saber si tiene colesterol.

✓ El 18% de los menores de 35 años no saben que tienen el colesterol alto.

✓ La toma de conciencia de los europeos en relación al colesterol aumenta con la edad, dado que pasados los 35 años, el 59% de la gente se hace analíticas para controlarlo.

✓ El 74% de la población opina que las personas que ingieren muchas grasas son más susceptibles de sufrir colesterol malo.

✓ El 62% asocia dieta anti colesterol y supresión de grasas.

✓ El 32% opinan que la dieta anti colesterol es muy restrictiva.

✓ Estas tres últimas cifras indican que existe mucha confusión entre los alimentos grasos y las grasas nocivas, entre el equilibrio alimenticio y las privaciones. La noción de privación afecta más a hombres que a mujeres (36% contra el 29%). Ellas opinan que hay que eliminar las grasas.

✓ Finalmente, el 90% de la población cita la dieta adaptada como una de las soluciones al problema del colesterol, porque han oído que es un buen sistema para controlar y disminuir los niveles altos de colesterol malo en sangre.

---

* Federación Francesa de Cardiología: http://www.federcardio.com/sites/default/pdf/BR57B.pdf

** Estudio IFOP/Fruit d'Or pro-activ, realizado en febrero de 2011 sobre un universo de 1007 personas mayores de 18 años y más representativo de la población.

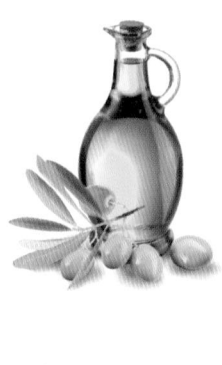

Como hemos visto, si el organismo necesita colesterol bueno para la producción de vitamina E, por ejemplo, o la síntesis de algunas hormonas, no soporta el exceso de colesterol malo.

El colesterol malo aparece cuando la alimentación no es equilibrada y abundan las materias grasas (charcutería, bollería industrial, carnes grasas, azúcares...). Así, la Afssaps (Agencia francesa de seguridad sanitaria de productos saludables) lanzó recomendaciones para modificar los hábitos alimentarios, dada la hipercolesterolemia generalizada que afecta globalmente al mundo occidental. Dichas recomendaciones se articulan alrededor de 5 medidas básicas:[5]

- ✓ limitación en el aporte de ácidos grasos saturados (grasas animales) en provecho de los ácidos grasos mono y poliinsaturados (aceite y margarina);
- ✓ aumento del consumo de ácidos grasos poliinsaturados omega 3 (pescados[6]);
- ✓ aumento del consumo de fibras y micronutrientes (fruta, verdura y cereales);
- ✓ práctica de alguna actividad física regular (por ejemplo caminar 30 minutos diariamente).

Sólo el 65% de la población conoce el impacto positivo de la práctica del ejercicio físico diario.

Fibras de avena y disminución del colesterol

Desde 1997, la Food and Drug Administration (FDA, organismo americano equivalente a una agencia de salud) autoriza las

---

5. Recomendaciones de Bonne Practique «Prise en charge des dyslipidémies» publicadas por Afssaps en septiembre de 2000 y «Modalités de dépistage et de diagnostic biologique des dyslipidémies en prévention primaire», publicadas por el Anaes en enero de 2000.
6. Véase Les incroyables vertus du poisson, Editorial Jouvence.

afirmaciones concernientes a los beneficios de la avena sobre el colesterol malo, así como una disminución del riesgo de sufrir enfermedades coronarias, gracias a la fibra soluble.[7]

En mayo de 2007, la Afssa fue requerida por la Direction Générale de la Concurrence de la Consummation et Répressión des Fraudes (DGCCRF) para evaluar la base científica de las hipótesis que destacan el impacto positivo del consumo de fibras solubles de avena sobre el colesterol en sangre. Un año más tarde, la Afssa expuso sus conclusiones: «La hipótesis que afirma que el consumo de fibras solubles de avena, asociado a una alimentación equilibrada, así como ejercicio físico, contribuye a reducir el colesterol está científicamente justificada [...], y validada para este ingrediente y para las personas que desean controlar su colesterol a través de la alimentación».[8]

Si el salvado de avena no permite, por sí solo, reducir el colesterol malo, sí que participa en su reducción si se combina con otros elementos. Una parte del colesterol consumido queda atrapado por la bola compacta que forma el salvado de avena, al entrar en contacto con el agua en el estómago. Resultado: el salvado de avena permite que ese colesterol no sea asimilado. Este alimento debe ser integrado en el seno de una alimentación variada y equilibrada, con la reducción en la ingesta de materias grasas saturadas (bollería, pastelería, aperitivos y snaks, refrescos...).

Ayuda a regular la glicemia

Impacto sobre el índice glucémico

El salvado de avena es una ayuda para las personas que se enfrentan a la diabetes tipo 2, cuya causa suele ser genética. Al-

---

7. Food Labeling: Health Claims; Oats and Coronary Heart Disease, FDA, 31 de marzo de 1997 y Food Labeling: Health Claims; Soluble Dietary Fiber From Certain Foods and Coronary Heart Disease, FDA, 28 de julio de 2003.
8. Opinión de la Agencia Francesa de seguridad alimentaria de los alimentos, relativa a la petición de una evaluación sobre el fundamento científico con respecto a la fibra solubles de avena, consumida en una dieta destinada a reducir el colesterol en sangre, Afssa, Saisine n.º 2007, 23 de mayo de 2008.

gunas personas presentan diabetes de tipo 2 si tienen antecedentes familiares, aunque se suele padecer con más frecuencia si se sufre obesidad o sobrepeso. En el marco de una diabetes de tipo 2, la persona deberá controlar su glicemia (nivel de azúcar en sangre) siguiendo una alimentación adecuada, pobre en azúcares y grasas y practicando una actividad física regular. La fibra soluble que se halla en el salvado de avena favorece la eliminación del colesterol por vías naturales, impidiendo el aumento de azúcar en sangre tras las ingestas.

Juega un papel de protección contra el cáncer de colon y de recto

Protege
contra el
cáncer

Sus fibras ayudan a prevenir el cáncer de colon. Algunos estudios ponen de manifiesto que las personas que consumen alrededor de 50 g de fibra alimentaria al día, se ven menos afectadas por este tipo de cáncer. En el informe del Fond Mondial de Recherche contre le Cancer (FMRC) de 2007, los científicos especialistas confirman que los alimentos que contienen fibra reducen el riesgo «limitado pero real» de cáncer de esófago, colon y recto. Es cierto que nuestra alimentación ha evolucionado en función del ritmo de vida: menos tiempo para hacer la comida, menos variedad de alimentos en la mesa, más cantidad de precocinados y, por tanto, más grasas y más azúcares… Mientras que estos alimentos, una vez ingeridos, entran en contacto con el colon, el salvado de avena actúa como una barrera: su espeso gel protege las paredes intestinales.

Atención: los intolerantes al gluten deben abstenerse

Las personas intolerantes al gluten (el 1% de los indoeuropeos lo son y sólo están diagnosticados entre el 10 y el 20% de la

población afectada) sufren una enfermedad llamada celiaquía, que consiste en la imposibilidad de digerir el gluten en cualquiera de sus formas.

El gluten es una proteína que se encuentra en el grano de ciertos cereales, entre los cuales está la avena. Es la gliadina, una parte del gluten presente en el trigo, la que provoca la reacción adversa entre los celíacos. Si estas personas consumen gluten, sufrirán síntomas diversos de variada intensidad, como, por ejemplo, serios problemas intestinales.

En la actualidad no existe tratamiento alguno para curar o aliviar esta enfermedad genética. La única solución consiste en adoptar una higiene de vida que excluya por completo el gluten. La avena no contiene gliadina, pero sí avenina, que es una molécula muy parecida.

Si bien muchos estudios afirman que el salvado de avena es completamente adecuado para los celíacos, la Asociación Francesa de Intolerantes al Gluten (AFDIAG) advierte: «No se excluye que se puedan encontrar trazas de trigo en los circuitos productivos, siendo éstas marginales pero problemáticas para los celíacos».[9]

Sus ventajas como adelgazante

Sacia

Cuando llega al estómago, el salvado de avena se mezcla con el agua. Para hacerse una idea: una cucharada sopera de salvado de avena absorbe 25 veces su volumen de líquido ¡formando una bola de 375 g! Así, el salvado proporciona una rápida sensación de saciedad. Se acabó el picoteo compulsivo y los ataques de hambre al mediodía. Al acabar con el hambre, previene el sobrepeso y la obesidad, facilitando la pérdida de peso.

Conviene saber:

Si eres intolerante al gluten deberías recordar que:

✓ Tu régimen sin gluten debe excluir todos los alimentos que contengan almidones de trigo, de avena, de centeno, de cebada y otras harinas.

✓ Los productos sin gluten son los que no contienen ni trigo, ni avena, ni centeno, ni cebada. Los alimentos más corrientes sin gluten tienen menos de 20 mg/kg; en algunos envoltorios podemos leer «sin gluten».

---

9.   Dossier de prensa del AFDIAG, marzo de 2011.

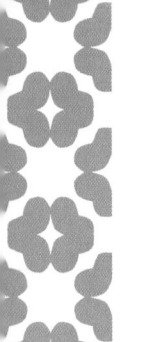

Atrapa las calorías

La fibra del salvado de avena provoca una reducción del 10% de las grasas absorbidas por el intestino delgado. Al capturar los lípidos de los productos grasos y de los dulces, el salvado de avena previene de manera activa el sobrepeso y la obesidad, origen de numerosas enfermedades, particularmente las cardiovasculares y el cáncer de colon. No puede considerarse un alimento milagroso, capaz de reducir por sí solo los problemas de salud. No obstante, ocupa un lugar privilegiado en el seno de una higiene de vida equilibrada, que asocia la alimentación variada a la actividad física regular (*véase* «Para saber más», página 28).

Truco:

Para favorecer la sensación de saciedad, se aconseja ingerir el salvado de avena con un gran vaso de agua, para que éste se hinche mucho en el estómago y no sintamos hambre.

 Sara, 38 años, profesora de francés

El salvado de avena me ha librado de los mareos.

Soy madre de una niña de 3 años que se llama Manon. Tras el parto, no conseguía perder peso. Debo decir que tampoco cuidaba en absoluto mi alimentación: nada de fruta, pocas verduras, muchas féculas, pan y sobre todo mucho picoteo entre horas. ¡Además soy golosa! Me resulta muy difícil resistirme a los pastelitos, al chocolate, a una tabla de quesos o de embutidos con un buen vino tinto -mi marido es viticultor, así que lo tengo fácil. Además no hacía nada de ejercicio. Un día lo vi claro: quise ponerme un vestidito negro, muy entallado, para el cumpleaños de mi marido... ¡imposible meterme dentro! Pensando al respecto, me di cuenta de que me sobraban más de 10 kg y que me faltaba el aliento cuando recorría las hectáreas de viñas de mi marido para ayudarlo. Debo decir que el trabajo que yo realizaba era físico. Entonces decidí poner remedio como fuera. Aconsejada por mi médico de cabecera, empecé a hacer dieta, que consistía en

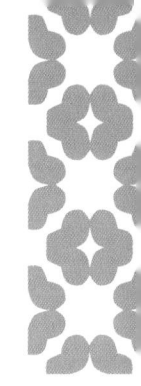

una alimentación variada, equilibrada y una hora de paseo en bici tres veces por semana. Mi médico me habló del salvado de avena y me aconsejó que lo introdujera en la dieta. Cada mañana lo incluía en mi desayuno, junto con queso fresco; luego fui incorporándolo a mis recetas. ¡Milagro! El salvado de avena consiguió, de inmediato, cortar de raíz mis picoteos continuos para evitar los mareos. Me sentía perfectamente saciada hasta la siguiente ingesta. Perdí 6 kg en 2 meses sin esfuerzo alguno. Ahora estoy feliz porque vuelvo a sentirme bien en mi cuerpo, y me siento completamente motivada para perder un poco más de peso. Además ¡puedo ponerme el vestidito ceñido!

Preguntas y respuestas

La opinión de Audrey Aveaux, dietista y nutricionista, directora de *Nutritionnellement*

¿Por qué es interesante el salvado de avena?

El salvado de avena es interesante porque es poco calórico, es una fuente de proteínas, tiene poder saciante y es muy pobre en grasas. También contiene glúcidos complejos y, sobre todo, es rico en fibra, de la que suelen carecer las dietas occidentales.

¿Por qué es tan importante la fibra?

La fibra presenta varias ventajas. Para empezar, se aconseja tomar alimentos con fibra para cuidar el peso o para perderlo. En

Bajo en calorías y saciante

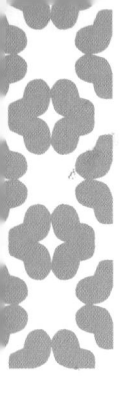

efecto, la fibra juega el papel de una esponja en el estómago. Absorbe gran cantidad de líquido creando así una especie de gel que aporta sensación de saciedad. Por eso debemos tomar cereales integrales (harinas, pan integral...), que son ricos en fibras y en salvado.

Además, numerosos estudios han demostrado el impacto positivo de la fibra en el índice glucémico, regulándolo. Pero atención: los alimentos ricos en fibra, como el salvado de avena, no ejercen influencia sobre la insulina ni solucionan los problemas de diabetes.

La fibra también participa en la prevención de las enfermedades cardiovasculares, disminuyendo el colesterol malo y parte de las grasas de los alimentos. En cuanto al colesterol, hay que saber que si se consume fibra se elimina una parte del bolo alimenticio, que va a las heces junto con parte del colesterol. Y, en general, la fibra acelera el tránsito intestinal. Por eso se aconseja a las mujeres que sufren estreñimiento que espolvoreen salvado de avena sobre sus alimentos.

Efecto
laxante

¿La fibra contenida en el salvado de avena tiene un efecto «adelgazante»?

Es cierto. La fibra sacia y evita la sensación de hambre. Sin embargo, a día de hoy no existe todavía ningún estudio que pueda demostrar de manera fehaciente que el salvado de avena tenga un efecto «adelgazante» por sí solo.

Sin ser un alimento milagroso, el salvado es interesante cuando se asocia a una alimentación sana y equilibrada, variada, que contenga otros alimentos ricos en fibra (frutas, verduras, legumbres, cereales y harinas integrales...). En España los aportes de fibra son insuficientes y el salvado de avena permite aumentarlos. En efecto, el salvado aporta 23,5 g de fibra por cada 100 g, mientras que los copos de avena sólo aportan 1,7 g de fibra.

¿Cómo aumentar el aporte de fibra?

Las personas que no tienen una alimentación rica en fibra pueden incorporarla progresivamente mediante alimentos que la contenga. Empezar a tomar, de la noche a la mañana, grandes cantidades de salvado de avena sólo causará intolerancia, flatulencias y dolor abdominal. El efecto laxante del salvado de avena puede ser notable. El salvado debe introducirse poco a poco, por ejemplo: una cucharadita de café la primera semana, dos cucharaditas la segunda y así sucesivamente.

Para alcanzar los 30 g de fibra diaria, lo mejor será ir tomando cereales integrales (pan, pasta, arroz...), legumbres y aumentar el consumo general de frutas y verduras. Basta con que una persona tome dos piezas de fruta y dos de verdura al día, junto con dos cucharaditas de salvado de avena (esto es, 10 g) para que su aporte de fibra sea adecuado y suficiente. Por el contrario, si a alguien no le gusta la fruta o la verdura y come poca, deberá incrementar la cantidad de salvado de avena. Para tener una idea: 5 piezas de fruta y verdura equivalen a 12 g de salvado de avena, que completaremos con cereales integrales.

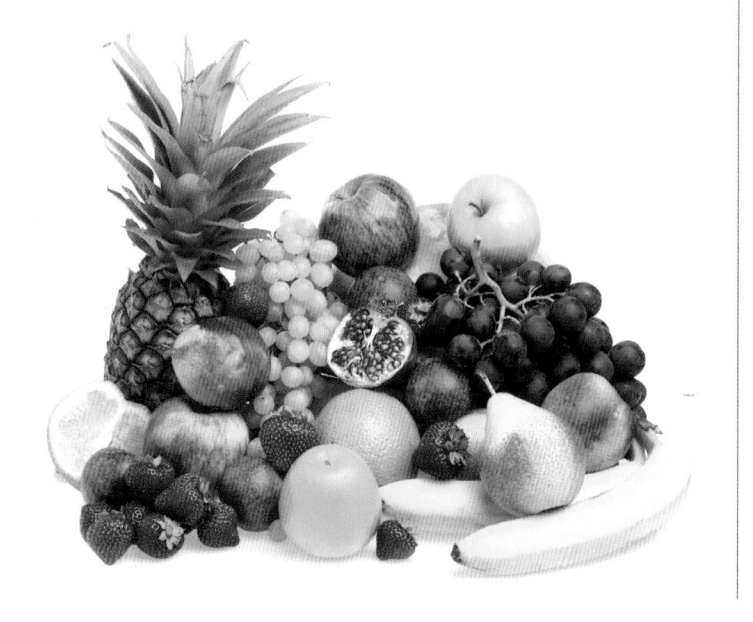

¿Consumir demasiado salvado de avena tiene efectos secundarios?

Si se superan los 30 g de fibra consumiendo demasiado salvado de avena, pueden perderse vitaminas y minerales, así como tener riesgo de deshidratación. Quien tome salvado de avena en cantidades excesivas debe pensar en beber más de dos litros de agua al día.

¿Cuál es la cantidad ideal de salvado de avena que debe consumirse?

Desde un punto de vista general no se puede señalar una cantidad precisa y correcta diaria. Todo depende de la cantidad de fibra que se consuma en el resto de la dieta, de las características de cada persona, de si come fruta y verdura o no lo hace... Además, los aportes de fibra son diferentes según se trate de un hombre o una mujer, según la edad de cada persona...

¿Existe alguna contraindicación en el consumo de salvado de avena?

Las personas sujetas a problemas intestinales o a enfermedades inflamatorias del intestino, deben abstenerse de consumirlo. La opinión del médico será esencial para saber qué tipo de fibras deben consumirse.

¿Y en el caso de los niños?

Si bien no existen contraindicaciones particulares en el consumo de salvado de avena en gente sana, es preferible que los niños la eviten. Cuando los niños comen equilibradamente, con fruta y verdura, y si no padecen estreñimiento, no es necesario introducir ningún tipo de fibra extra en su alimentación. Para

saber los aportes necesarios de fibra recomendados para la infancia y la adolescencia, basta con una sencilla suma: edad del niño + 5 = cantidad de gramos de fibra. Por ejemplo, un niño de 4 años necesita 9 g diarios de fibra (4+5=9); uno de 10 años precisará 15 g de fibra (10+5=15).

Los niños menores de 6 años no deben tomar salvado de avena porque podría irritarles el estómago; sin embargo, pueden consumir copos de avena, con leche o en forma de pasteles y galletas, porque contiene poca fibra: 1,7 g por cada 100 g.

¿Qué ocurre con la leche de avena?

La leche de avena es una bebida vegetal. Es interesante porque contiene ácidos grasos mono y poliinsaturados. Es una buena fuente de proteínas y resulta saciante. Además, no aporta colesterol, al contrario que las leches animales que, además, tienen ácidos grasos saturados. La principal propiedad de todas las leches vegetales es que no contienen lactosa. Son ideales para las personas que sufren colesterol y las que son intolerantes a la lactosa. Los niños también pueden tomarlas pero, como no tienen calcio, las deberían alternar con leche animal o sus derivados, para asegurar su correcto crecimiento.

 Vincent, 35 años, comercial

El salvado de avena reguló mi apetito.

Siempre he tenido de un ligero sobrepeso, a pesar de mi estatura: 1,80 m y 90 kg. El resultado es que siempre me sentía embutido en la ropa, como un palurdo con traje. En el mundo de la comunicación la apariencia es muy importante. Una amiga mía muy versada en la alimentación bio, me

hablo del salvado de avena, de sus beneficios y de su poder saciante. Con curiosidad, pero sin demasiadas expectativas, decidí probarlo. Seguí una dieta equilibrada incluyendo el salvado y empecé a caminar una hora al día. Resultado: ¡perdí 1,5 kg en 15 días! Aunque fuese poco con respecto a lo que quería perder, me animó a ver que el plan funcionaba. Así, me metí en la cocina a hacer un montón de deliciosas recetas a base de avena, y toda la familia estaba contenta. El salvado de avena reguló mis ansias por comer y también mi tránsito intestinal. Ya no siento un deseo irresistible de lanzarme sobre un paquete de patatas chips cuando llego a casa. Aún me quedan unos kilos que perder para conseguir el aspecto que debería tener, pero estoy en ello.

Para saber más

Las bases de una higiene de vida equilibrada

Como precisa el Programa Nacional de Nutrición y Salud (PNNS), «comer bien se traduce en adoptar una alimentación equilibrada y variada, es decir, comer de todo pero en cantidades adecuadas, priorizar los alimentos saludables (frutas, verduras, féculas, pescado...) y limitar el consumo de los productos dulces (pasteles, refrescos...), salados (aperitivos, snaks...) y grasos (embutidos, mantequillas, cremas y salsas...). Este **equilibrio alimentario** no debe aplicarse a una sola ingesta, ni a un día, sino a la mayoría de días de la semana. Del mismo modo que no existen los alimentos milagrosos, tampoco existen los prohibidos.

Puedes inspirarte en estas recomendaciones y consumir tanto como te sea posible:

✓ **Frutas o verduras** en todas las ingestas, por su aporte en vitaminas y minerales.

✓ **Féculas** (arroz, pasta, patatas, pan, cereales y legumbres) en la comida o en la cena, según el hambre que tengas. Son fuente de glúcidos complejos, que aportan energía al organismo y que se irán gastando a lo largo de la jornada.

✓ **Proteínas** (carne, huevos, pescado) una o dos veces al día, excelentes por sus aportes en hierro y la energía que proporcionan. Lo ideal es priorizar el pescado antes que la carne y tomarlo 2 o 3 veces por semana.

✓ **Productos lácteos** dos o tres veces al día. Son fuente de calcio ¡fortalecen el esqueleto! Piensa también en las aguas minerales ricas en calcio y en alimentos como los canónigos o las almendras.

✓ ¡y **agua** a todas horas!

Por el contrario, hay que limitar en lo posible:

✓ **Las grasas:** mucho ojo con las grasas ocultas en alimentos tales como los embutidos, la repostería, los platos precocinados y las frituras. Esos alimentos contienen ácidos grasos saturados, origen de las enfermedades cardiovasculares cuando se consumen en exceso. Hay que priorizar el uso de aceites en crudo (oliva, girasol...), determinados pescados (sardinas, caballa...) y los frutos oleaginosos (nueces, avellanas, aguacates...), ricos en omega-3. Éstos participan en el buen funcionamiento del sistema cardiovascular.

✓ **El alcohol**: el abuso de alcohol es malo en general. Como mucho, 2 vasos de vino al día para las mujeres y tres para los hombres.

✓ **Las bebidas y refrescos azucarados**, porque están repletos de azúcares y, además, atacan la dentadura.

✓ **La sal:** un adulto no debe tomar más de 8 g diarios de sal. Su exceso favorece la hipertensión y la retención de líquidos.

Actividad física regular

El PNNS y todos los profesionales de la salud aseguran que para complementar una dieta saludable y equilibrada se requiere la práctica de algún tipo de actividad física regular. Caminar 30 minutos diarios es ideal.

Treinta minutos de ejercicio al día es fácil de conseguir:

✓ Elige las escaleras antes que los ascensores o las escaleras mecánicas.
✓ Ve siempre a pie a comprar el pan, el periódico o a buscar los niños al colegio.
✓ Si la distancia lo permite, es mejor ir al trabajo en bicicleta, en patines o andando que en coche, en autobús o en metro.
✓ Bájate del metro o del autobús un par de estaciones antes para llegar al punto deseado a pie.
✓ Aprovecha las actividades que puedan hacerse al aire libre, como el bricolaje, la jardinería y cualquier cosa que te haga mover.

Otras ideas aconsejables son:

✓ Es bueno hacer ejercicio de baja intensidad (con una duración de 45 minutos), como pasear, fregar el suelo, planchar la ropa, barrer, hacer de mecánico del automóvil, regar el jardín o las macetas, jugar a la petanca, al billar o a los bolos, hacer bailes de salón...
✓ Practicar actividades de intensidad moderada (por lo menos 30 minutos), como andar rápido, limpiar los

cristales, pasar la aspiradora, hacer aerobic, bailar (rock, disco, hip-hop) ir en bicicleta, nadar o hacer aquagym, esquí alpino, badminton, golf...

✓ Actividades de intensidad elevada (unos 20 minutos) como marcha con desniveles, paseos por la montaña, correr, hacer natación deportiva, jugar a fútbol, a balon- cesto, a voley, deportes de combate, tenis, y danza.

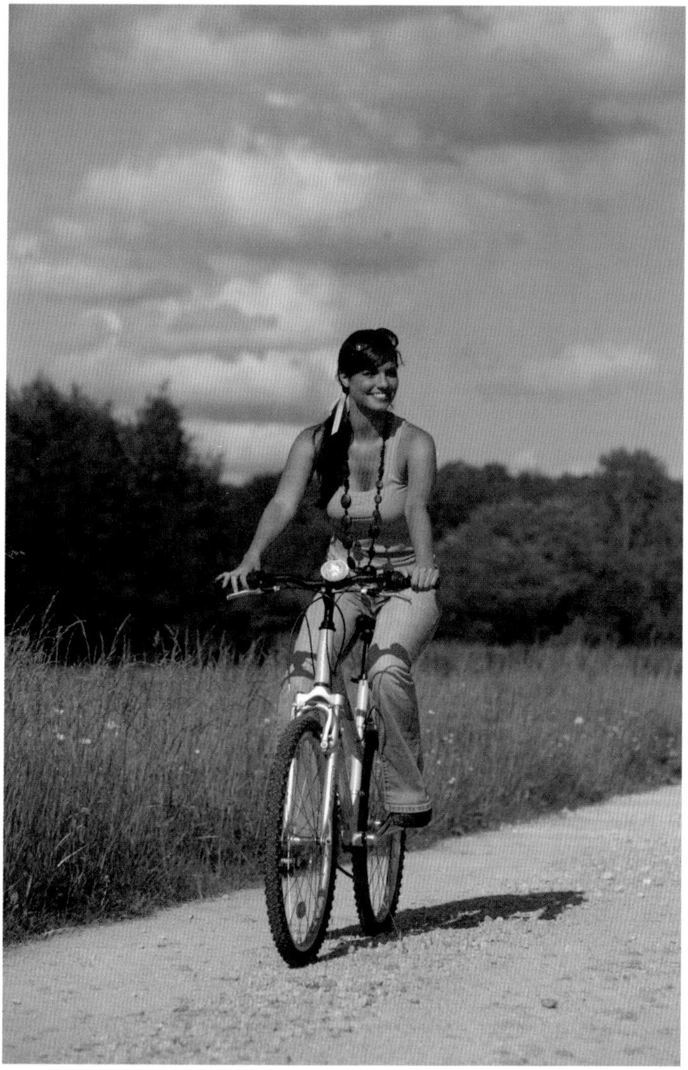

Actividad física regular

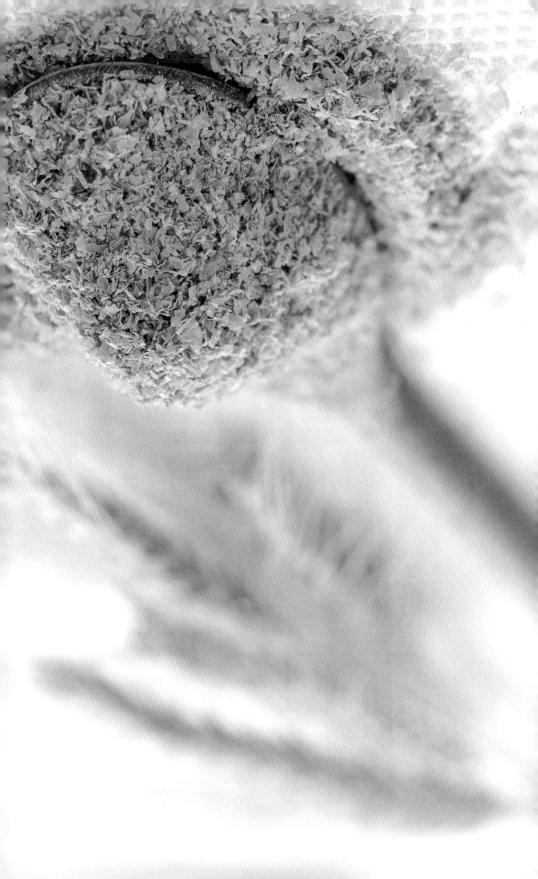

Capítulo 2

Cómo utilizar el salvado de avena

Podemos tomar avena en diversas formas: en grano, en copos, en harina... La avena sirve para la preparación de numerosas recetas, tanto dulces como saladas; es fácil de cocinar y se mezcla fácilmente con alimentos crudos o cocidos.

Las diferentes formas del salvado de avena

El salvado de avena está disponible a granel, en forma de grano (como el resto de cereales), en copos y en harina. Con todas ellas se pueden preparar recetas muy diversas y deliciosas, que van del pan al célebre *porridge*, pasando por platos dulces y salados.

Un zoom sobre la leche de avena

Al contrario de lo que indica su nombre, la «leche» de avena no es leche de verdad, como la de vaca o la de cabra, porque la leche es

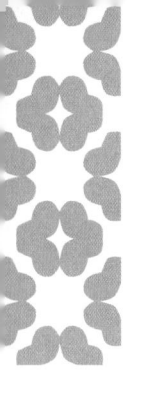

un producto exclusivo de los mamíferos hembra y las mujeres. La leche de avena es una bebida vegetal elaborada a partir del cereal. Éste se machaca para extraer el jugo que contiene y se le suele incorporar agua y sal.

Como tiene el mismo color y la misma textura que la leche animal, suelen confundirse, pero tanto su sabor como sus propiedades nutricionales son diferentes.

En efecto, la leche de avena contiene tres veces menos proteínas que la leche de vaca semidesnatada. Otra particularidad paradójica que debe señalarse es un pobre contenido en fibra ¡no como el cereal entero! Parece que la fibra desaparece en el proceso de elaboración de la leche. También tiene poco calcio pero tiene la gran cualidad de ser muy poco grasa (1,5 g por cada 100 ml).

El plus:

Escoge siempre un salvado de avena ecológico, sin aditivos (fosfatos, pesticidas...). Si se compra a granel, debe estar bien seco y desprender un buen aroma. Si huele a humedad o a rancio, no lo compres.

Tabla comparativa de composición de la leche de vaca semi-descremada y de la leche de avena

Por cada 100 ml de bebida	Energía (Kcal)	Proteínas (g)	Lípidos (g)	Calcio (m)
Leche de vaca semidesnatada	48	3,4	1,6	114
Leche de avena	42	1	1,5	6,5

Fuente: Cerin n.º 129, enero 2003

Su conservación

Fíjate en la fecha de caducidad que viene en el paquete. Generalmente, el salvado de avena se conserva unos dos meses en un armario de la cocina, al resguardo de la luz y la humedad.

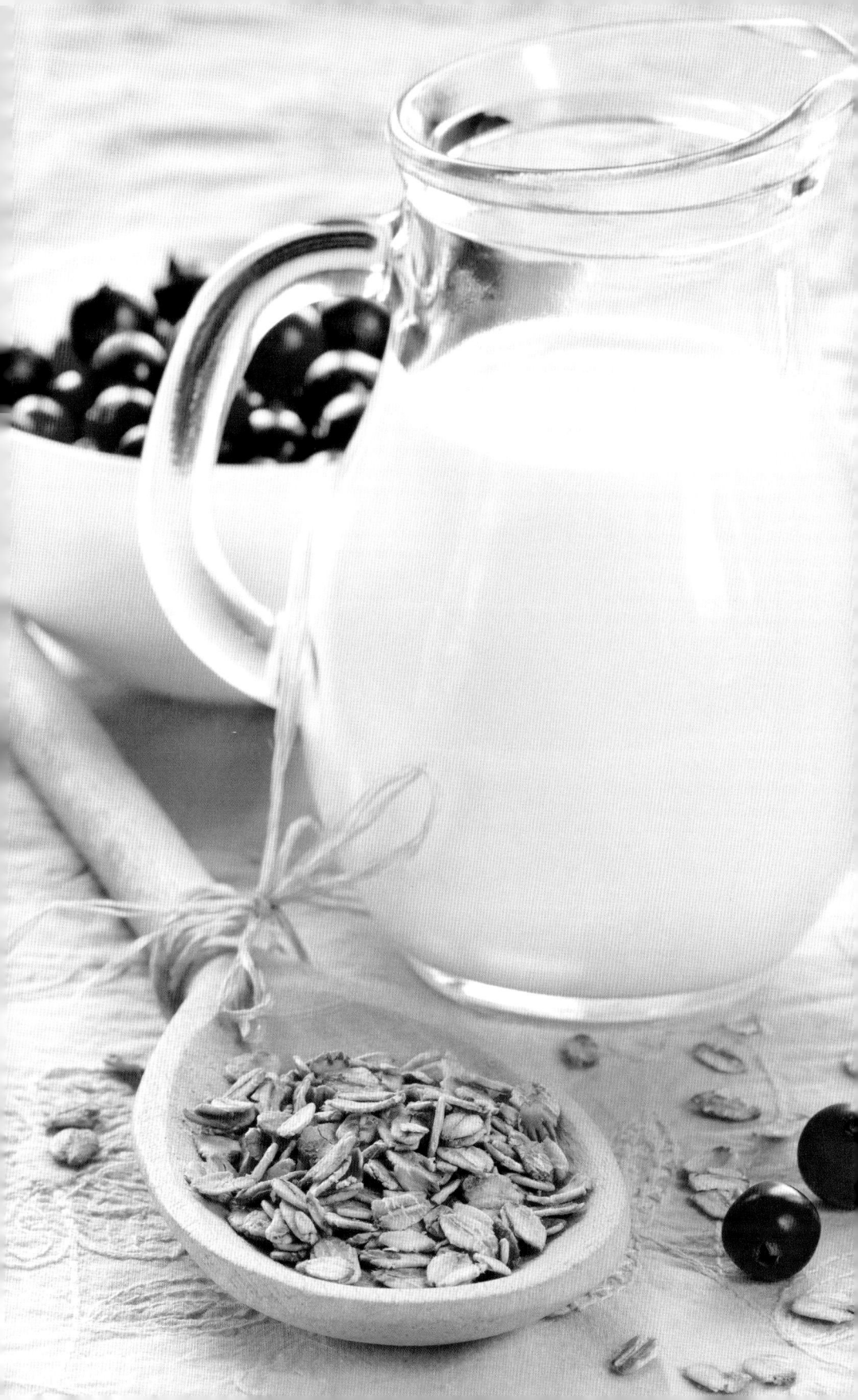

Apartado culinario

El salvado de avena es facilísimo de cocinar y existen muchísimas maneras de incorporarlo a cualquier menú sabroso.

Se bate...

... mezclado con un queso blanco, un poco de leche y unas frutas, se convierte en un delicioso batido.

Se mezcla...

*Facil
de cocinar*

... con yogur, con queso fresco, con compotas.

Espesa...

... sopas y caldos de todo tipo. Para conseguirlo sólo hay que espolvorear un poco de salvado unos minutos antes de acabar la cocción.

Sirve para rebozar

Empana filetes de lomo, de pollo y de pescado. Basta con mezclar el salvado de avena con el huevo batido, con finas hierbas o con especias que nos gusten, y cubrir los filetes con dicha preparación antes de dorarlos en una sartén.

Sirve para relleno

Combina muy bien con el huevo batido, hierbas aromáticas, ajo picado, cebolla picada y cualquier tipo de carne picada (también

de ave). Este relleno sustituye a la salchicha para hacer tomates rellenos, por ejemplo, u otras verduras como el calabacín.

Se hacen bizcochos y masas para tartas

En lugar de comprar masa ya preparada, se puede hacer una en casa con avena. Las recetas se preparan como de costumbre pero se sustituye la harina por el salvado de avena (para más ideas, *véase* el recetario, página 41).

Se convierte en tortas

El salvado de avena combina con la carne y la verdura picadas (tomates, pimientos, cebollas, calabacines...). El conjunto se convierte en tortas deliciosas que se pasan por la sartén, dorando ambos lados.

Puede sustituir al arroz

¡Para la receta de pilaf! Sustituye el arroz por el salvado de avena y saltéalo en una sartén con aceite de oliva y cebolla picada. Añade luego un caldo de verduras y reduce a fuego lento.

Respecto a la cocción

El salvado de avena, una vez se ha añadido a otros alimentos, se cuece sin problemas. Para evitar la incorporación de grasas, lo mejor es usar siempre una sartén antiadherente y moldes de silicona.

Trucos:

La avena se trabaja bajo diferentes formas: el salvado de avena, los copos, el grano y la harina. El salvado de avena puede mezclarse con el salvado de trigo para dar consistencia a tus recetas, y también con queso fresco o con yogur. Sin embargo, puede resultar difícil de digerir, por lo que es mejor introducirlo poco a poco y beber líquido para asimilarlo mejor. Los copos y la harina pueden reemplazar la harina de trigo. Sirven para hacer pan, masa de pizza, tartas y bollos... Las cantidades, más o menos son las éstas: 1 taza de harina blanca de trigo = 1 taza de harina de avena y 1,5 tazas de copos; 1 taza de harina integral de trigo = 3/4 de harina de avena o 1 1/4 taza de copos de avena.

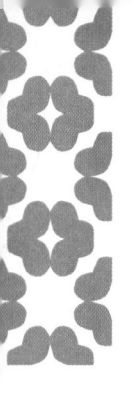

¿Dónde encontrarlo?

El salvado de avena se encuentra en todas partes: en las tiendas dietéticas, en los grandes supermercados... Compra pequeñas cantidades (no más de 1 kg), sobre todo si no lo tomas cada día. Debes saber que sus proteínas acaban por ponerse rancias.

Su lado natural

La avena en el jardín

Si tienes buenas manos para las plantas, te gustará aprender a cultivar avena en el jardín o en macetas. Este cereal cultivable puede servir de abono para parcelas vacías tras una recolección.

Si lo usas como abono, debes sembrarlo con una leguminosa en primavera. Si quieres proteger tus cultivos, es preferible sembrarla una vez pasado el verano. Cuando hiela, la avena protege el suelo con la alfombra que crea, e impide que aparezcan las malas hierbas. Como ejemplo: hay que sembrar 1,5 kg para un terreno de unos 30 m.

La avena para los animales

Se sabe que los caballos adoran la avena, como las gallinas ponedoras y los pollitos. Los minerales de la avena permiten luchar contra la aparición de las úlceras gástricas en los cerdos. La avena también es útil para alimentar a animales de crianza y pastura. ¡Además, su paja es buenísima para los lechos de los animales! Por si fuera poco, el extracto de paja se transforma en insecticida.

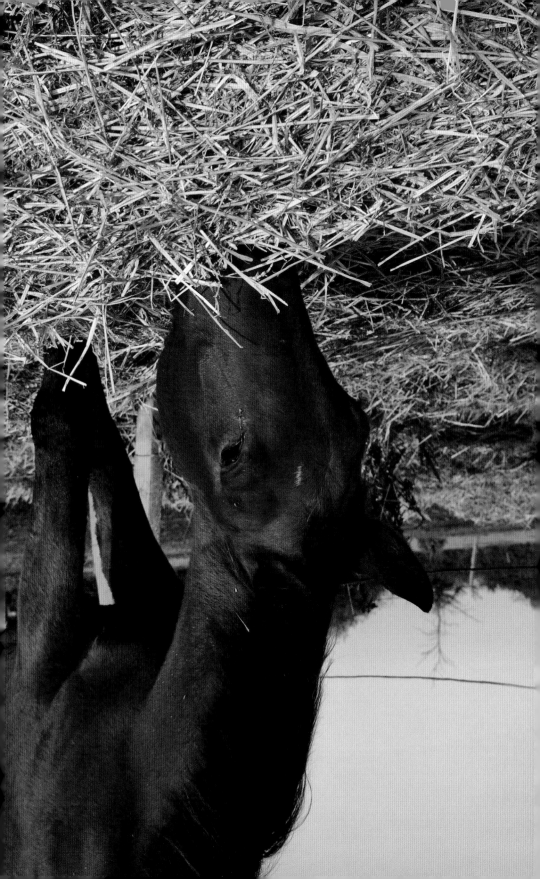

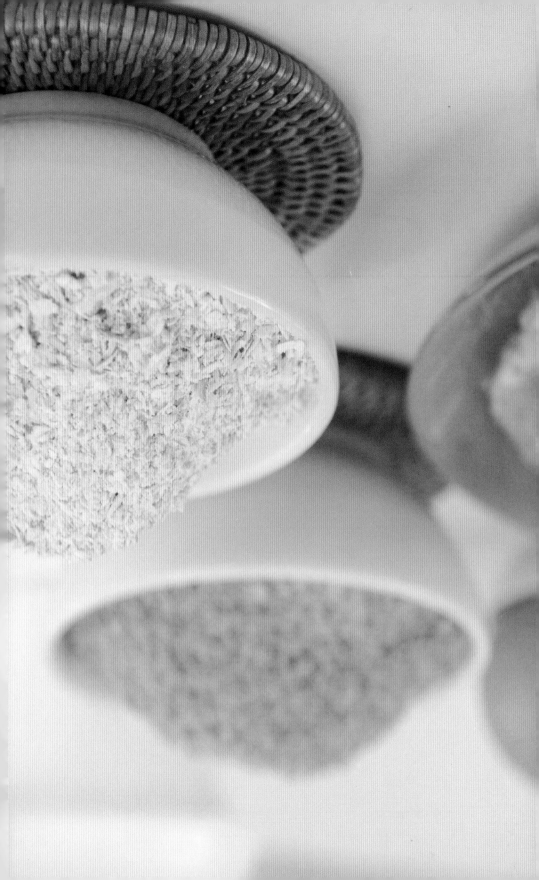

Capítulo 3

Recetas

El salvado de avena es un ingrediente muy utilizado en numerosas recetas originales y sabrosas, tanto saladas como dulces, para elaborar migas, buñuelos, cremas y tartas.

Para todas las recetas incluidas en este libro, escoge siempre harinas y salvado de avena ecológicos, de venta en las tiendas bio y en los grandes supermercados.

Tan a menudo como sea posible, compra productos ecológicos (huevos, pescado...) que no contengan fosfatos ni otros pesticidas. Si la fruta y la verdura proceden de la agricultura ecológica, podrás conservar la piel para cocinarlas.

Abreviaturas de las medidas:

c. s. = cucharada sopera

c. c. = cucharadita de café

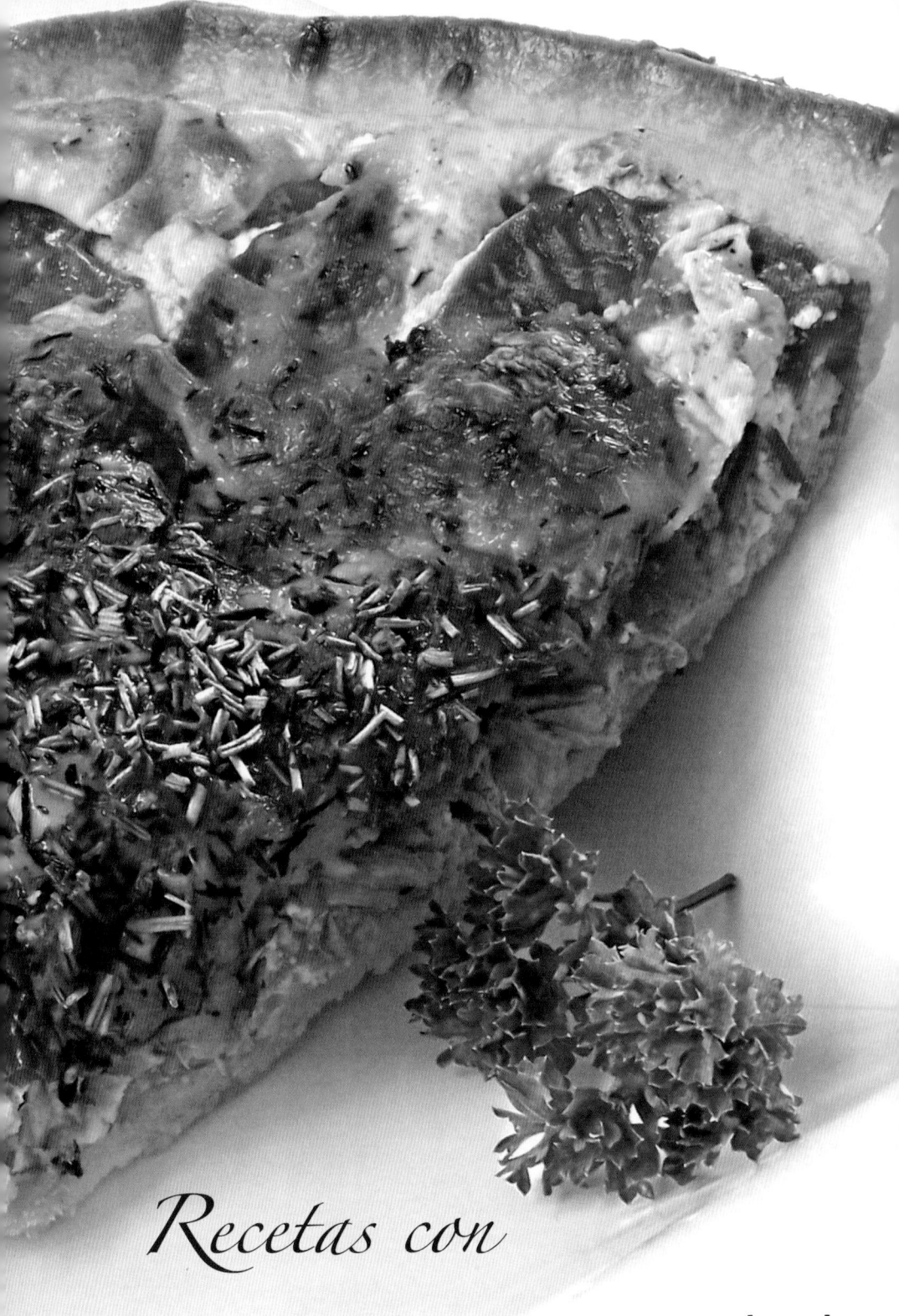

Recetas con

salvado de avena salado

Tarta de atún con tomates

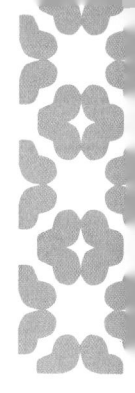

Preparación de la masa

1. Mezcla la harina de salvado de avena, los huevos y el queso fresco hasta que quede una pasta lisa y fina. Vierte esta masa en un molde y cuece 10 minutos, aproximadamente, en el horno a 180 ºC.
2. Tapiza el fondo con mostaza.
3. Pica la cebolla roja y saltéala en una sartén con un chorrito de aceite de oliva.
4. Añade el atún desmenuzado, salpimienta y remueve un par de minutos.
5. Vierte la mezcla sobre la masa horneada.
6. Corta los tomates en rodajas y disponlos en forma de rosetón sobre la guarnición anterior. Espolvorea con el queso rallado y con hierbas provenzales.
7. Hornea la tarta durante unos 25 minutos (hasta que el queso se funda y se dore).

Ingredientes para 4 o 6 personas:

✓ 1 lata grande de atún al natural
✓ 3 tomates grandes
✓ 2 cebollas rojas
✓ 100 g de queso rallado
✓ 1 c. s. de mostaza
✓ Hierbas provenzales
✓ Aceite de oliva
✓ Sal y pimienta

Ingredientes para la masa:

✓ 4 c. s. de salvado de avena
✓ 2 huevos
✓ 3 c. s. de queso fresco

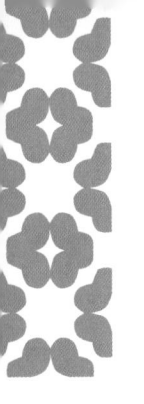

Tortas de puerros con feta

1. Enjuaga los tomates y córtalos en trozos irregulares.
2. Pica finamente las cebollas y el diente de ajo.
3. En una sartén antiadherente, vierte un chorrito de aceite de oliva y el ajo picado. Saltea ligeramente e incorpora la cebolla y los tomates.
4. Sofríe a fuego lento hasta que todo se transforme en una crema. No dudes en añadir un poco de agua de vez en cuando, para que no pierda la consistencia cremosa.
5. Espolvorea con comino, salpimienta y deja cocer a fuego lento.
6. Enjuaga los puerros, cortalos bien finos y saltéalos un poco. Después deja que se enfríen.
7. Chafa el feta con un tenedor.
8. Mezcla los puerros ya fríos, en una ensaladera, con el cilantro picado, el salvado de avena y un poco de agua para que todo se transforme en una masa manejable. Salpimienta y forma bolitas con las manos.
9. En una sartén caliente, coloca las bolitas aplastadas, de forma que parezcan tortas. Dóralas por ambos lados, a fuego medio, 3 minutos por cada cara.
10. Sirve las tortas con la salsa de tomate.

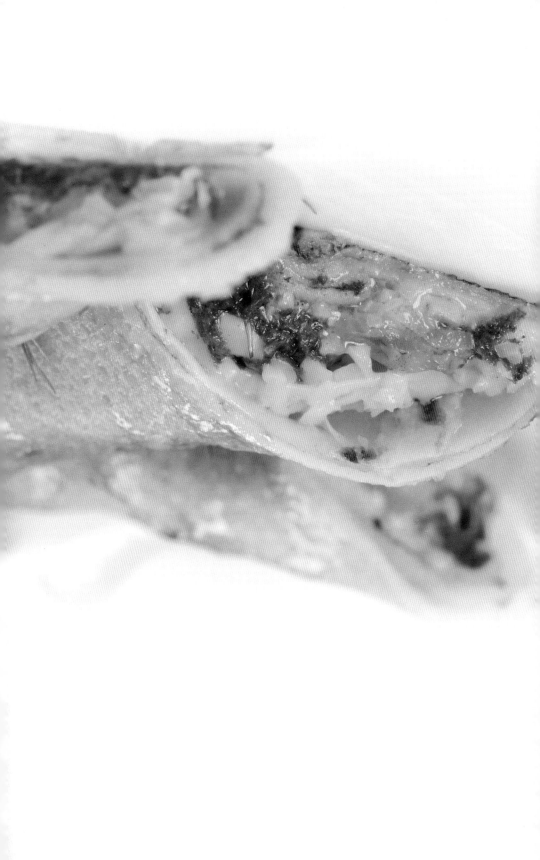

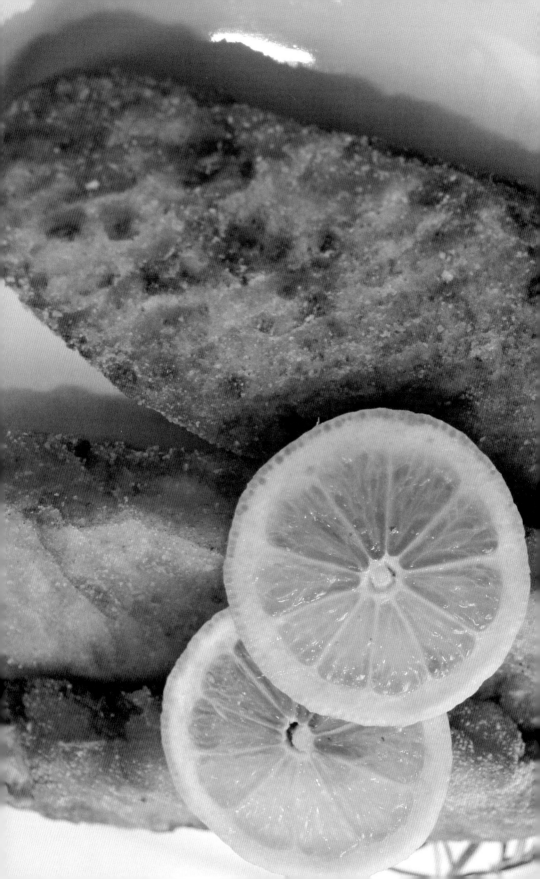

Bacalao empanado

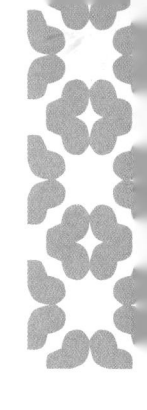

1. Enjuaga los filetes de bacalao y sécalos con papel de cocina.
2. Enjuaga los bulbos de hinojo y córtalos en rodajas finas.
3. Saltéalos en una sartén con un chorrito de aceite de oliva. Luego deja que se cuezan a fuego lento con la sartén tapada. Añade agua si fuera necesario.
4. Bate el huevo en un cuenco y salpiméntalo.
5. Pon el salvado en un plato.
6. Pasa los filetes de bacalao por el huevo y rebózalos con el salvado de avena.
7. Pon un chorrito de aceite de semillas de uva en una sartén y caliéntalo.
8. Coloca los filetes rebozados en la sartén y dóralos por cada lado.
9. Espolvorea con perejil picado y rocía con unas gotas de limón.
10. Sirve acompañado por el hinojo.

Ingredientes para 2 personas:

- ✓ 2 filetes de bacalao
- ✓ 120 g de salvado de avena
- ✓ 1 huevo
- ✓ 1 limón
- ✓ Perejil
- ✓ 2 bulbos de hinojo
- ✓ Accite de semillas de uva
- ✓ Aceite de oliva
- ✓ Sal y pimienta

Kefta al cilantro

Ingredientes para 4 personas:

✓ 4 hamburguesas (carne picada)

✓ 40 g de salvado de avena

✓ 2 cebollas blancas

✓ 1 lata de tomate concentrado

✓ 1 ramita de cilantro fresco

✓ Aceite de oliva

✓ 2 huevos

✓ Sal y pimienta

1. Pica finamente las cebollas y el cilantro.
2. Echa un chorrito de aceite de oliva en una sartén antiadherente y saltea la cebolla a fuego medio. Cuando se empiece a dorar, ponla en una ensaladera.
3. Incorpora los huevos batidos, el concentrado de tomate, la carne picada, el salvado de avena y el cilantro.
4. Salpimienta y trabaja con las manos para mezclar bien.
5. Haz bolitas como para hacer albóndigas.
6. Vierte aceite de oliva en una sartén. Cuando esté bien caliente, incorpora los keftas y dóralos por todas partes.

Sugerencia

Prepara una salsa de yogur para los keftas. Para ello, mezcla una cucharada sopera de mostaza con un yogur natural o con queso fresco y, si lo deseas, una cucharada sopera de vinagre. Salpimienta, añade cebollino (o cilantro, como prefieras) picado y mezcla todo hasta obtener la salsa.

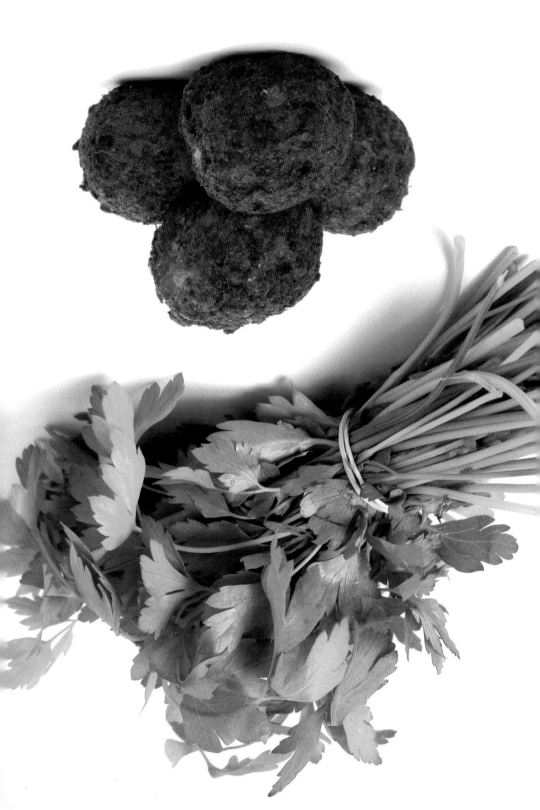

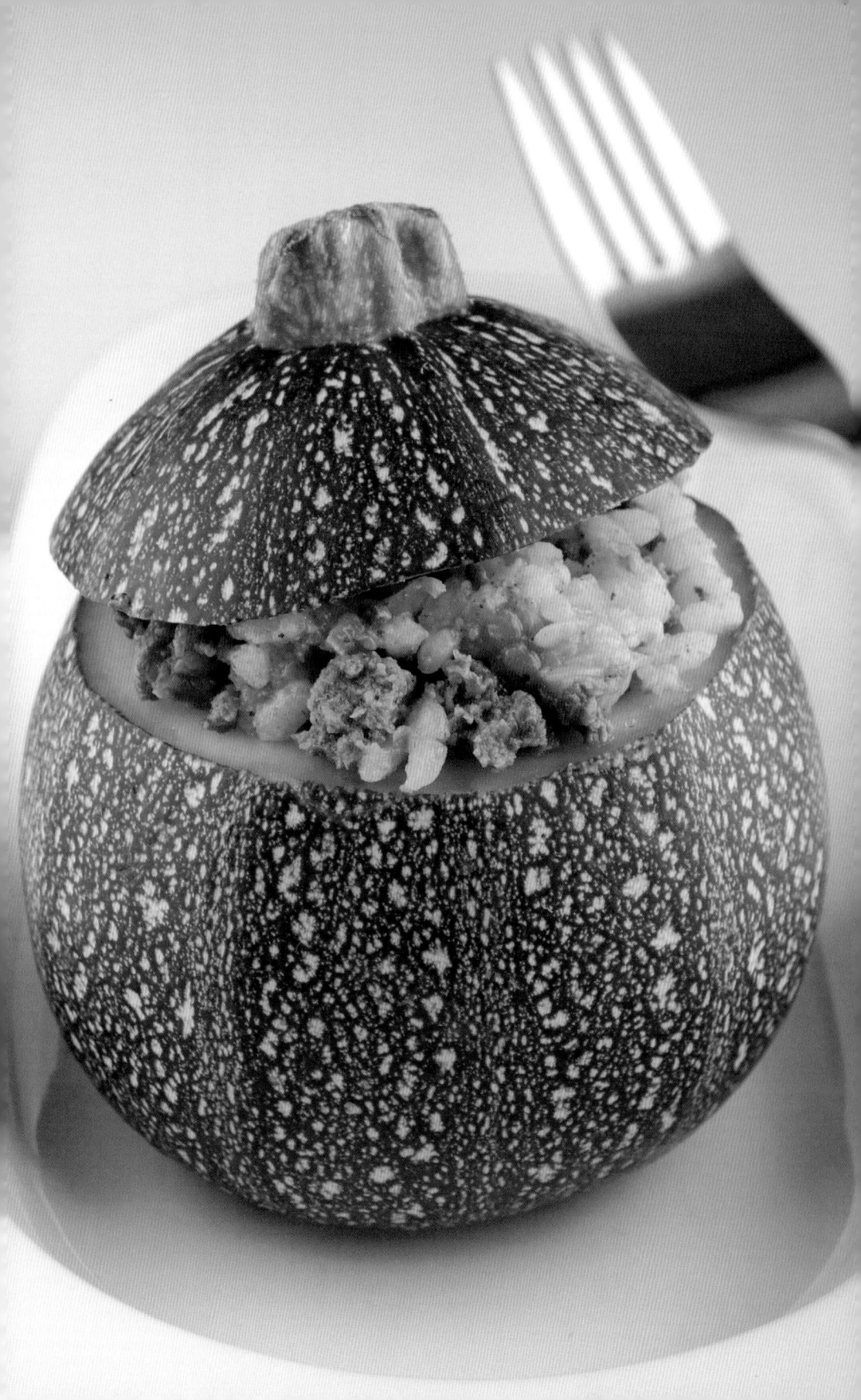

Calabacines rellenos

1. Lava los calabacines y sécalos con papel de cocina.
2. Corta un «sombrero» en cada calabacín y, con una cucharilla, vacía los calabacines para poderlos rellenar más tarde.
3. Coloca la carne de los calabacines en una fuente, añade un poco de agua y hornéalos a 180 °C hasta que estén blandos.
4. En una sartén antiadherente, vierte un chorrito de aceite de oliva y dora las cebollas picadas. Retira la cebolla picada y, en ese mismo aceite, dora los filetes de pavo.
5. Cuando el pavo esté dorado, deja que se enfríe y pícalo con una picadora.
6. En la misma sartén, incorpora una cucharada más aceite y echa la lata de tomates, sofriéndolos a fuego medio.
7. Incorpora entonces el pavo picado, el salvado de avena, la carne de calabacín, la cebolla y el parmesano rallado. Salpimienta a tu gusto.
8. Rellena los calabacines con esta mezcla, coloca los sombreros y hornea de nuevo de 20 a 25 minutos.

Ingredientes para 4 personas:

- ✓ 4 calabacines redondos
- ✓ 1 lata de tomates enteros al natural
- ✓ 4 filetes de pavo
- ✓ 2 cebollas blancas
- ✓ 2 c. s. de salvado de avena
- ✓ 1 bolsa de parmesano rallado
- ✓ Sal y pimienta

Sopa dulce de Lolo

**Ingredientes
para 4 personas:**

✓ ½ calabaza

✓ 1 boniato

✓ 3 zanahorias

✓ 1 puerro

✓ 1 nabo

✓ 1 diente de ajo

✓ 2 c. s. de salvado
de avena

✓ Cilantro fresco

✓ 1 c. s. de nata
espesa

✓ Parmesano rallado
(al gusto)

✓ Sal y pimienta

1. Pela las verduras y córtalas de manera irregular.
2. Ponlas en la olla exprés, cubre de agua y cuécelas durante 15 minutos más o menos (cuando la olla silbe ya la podemos apagar).
3. Bate las verduras hervidas con el diente de ajo pelado (retirando el germen del mismo).
4. Añade la nata líquida y el salvado de avena, y bate nuevamente.
5. En el momento de servir, incorpora el cilantro picado, la sal, la pimienta y el parmesano rallado, al gusto.

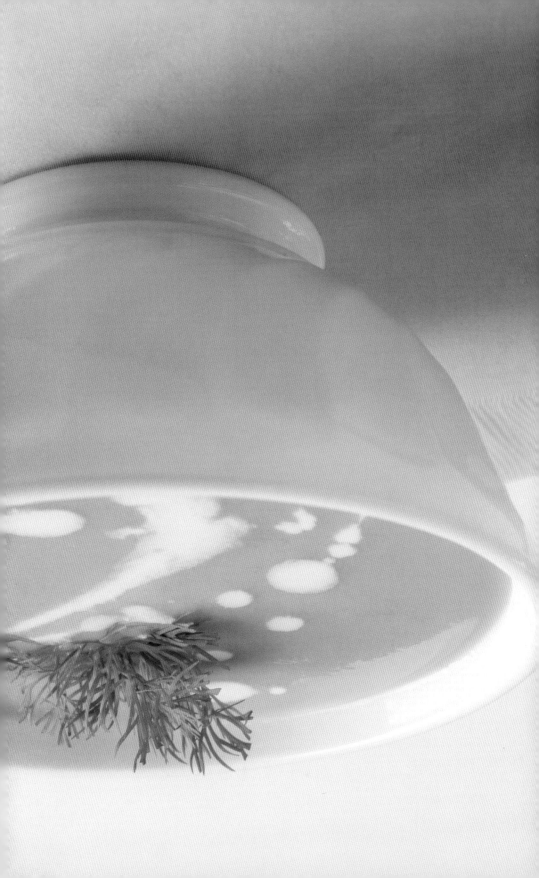

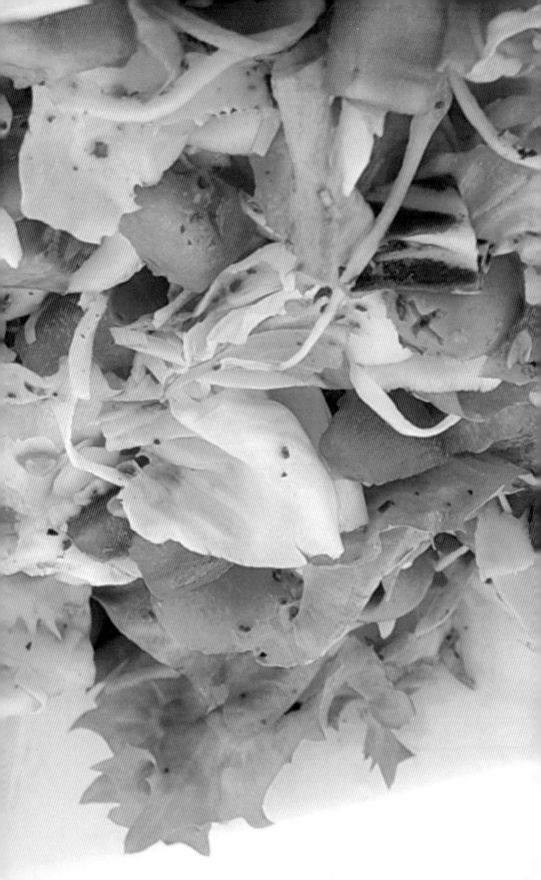

Ensalada chumi-churri

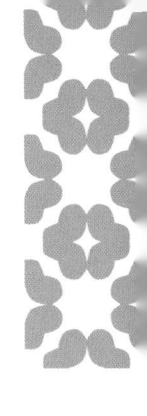

1. Corta la col en tiras.
2. Lava los brotes de espinacas.
3. Pela las naranjas y córtalas en dados.
4. Pela los nabos y córtalos en dados.
5. Mezcla todo en una ensaladera.

Preparación de la vinagreta

1. En una sartén antiadherente, sin grasa de ningún tipo, dora el salvado de avena.
2. Viértelo en un cuenco y añade el queso fresco junto con el zumo de los dos limones, el perejil y el perifollo picados.
3. Vierte la vinagreta sobre la ensalada y mezcla bien.
4. Sirve bien frío.

Ingredientes para 4 personas:

- ✓ 1 col lombarda
- ✓ 400 g de brotes de espinacas
- ✓ 4 naranjas
- ✓ 4 nabos
- ✓ 4 c. s. de salvado de avena
- ✓ 2 tarrinas de queso fresco
- ✓ 2 limones
- ✓ Perejil y cebollino
- ✓ Sal y pimienta

Pastel de feta con tomates confitados

Ingredientes para 4 personas:

- ✓ 180 g de harina de trigo
- ✓ 3 c. s. de harina de salvado de avena
- ✓ 1 bolsita de levadura
- ✓ 3 huevos
- ✓ 100 g de queso rallado
- ✓ 10 cl de aceite de oliva
- ✓ 10 cl de leche
- ✓ 200 g de feta
- ✓ 1 c. s. de otro aceite vegetal
- ✓ 10 tomates confitados
- ✓ Menta y albahaca frescos y picados
- ✓ 1 pizca de sal
- ✓ Pimienta

1. Precalienta el horno a 180 ºC.
2. En una ensaladera, mezcla con cuidado la levadura y las dos harinas, de trigo y de salvado de avena. En otra fuente, bate los huevos con los dos aceites (el de oliva y el otro de tu preferencia) y la leche. Salpimienta.
3. Vierte los huevos batidos en las harinas y mezcla delicadamente.
4. Corta el feta en dados e incorpóralo a la preparación, así como los tomates confitados cortados en trozos pequeños, el queso y las hierbas frescas picadas.
5. Mezcla nuevamente hasta obtener una pasta homogénea. Vierte en un molde rectangular para bizcochos, previamente engrasado con mantequilla y harina.
6. Hornea durante 50 minutos aproximadamente. Comprueba la cocción pinchando el pastel con un cuchillo: estará listo cuando el cuchillo salga limpio.
7. Deja enfriar antes de desmoldar.

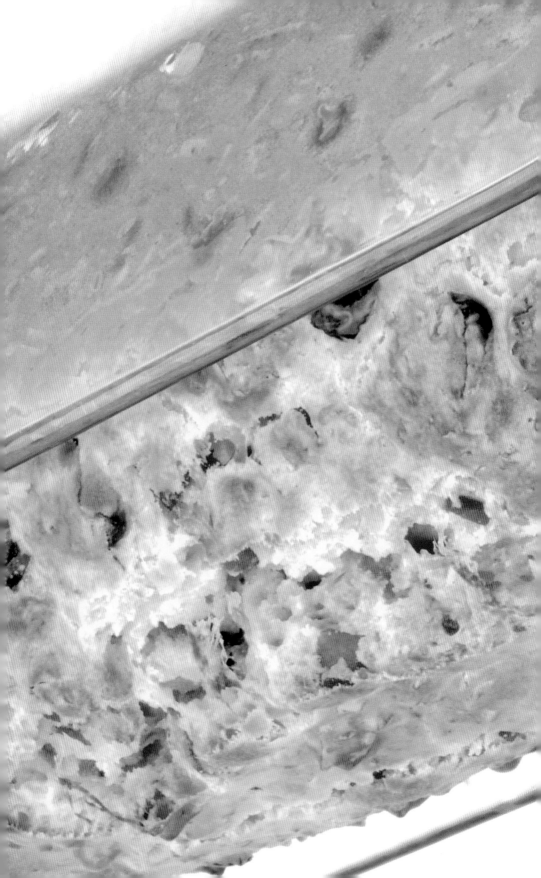

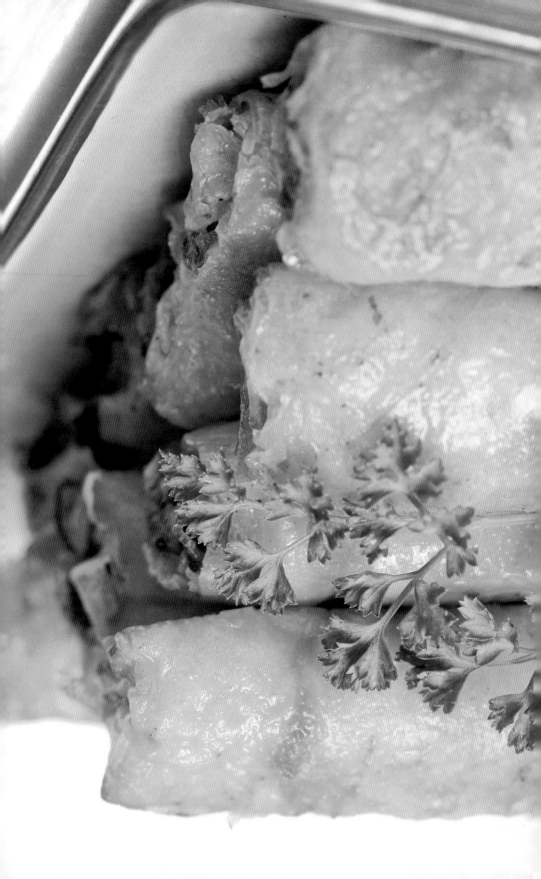

Nems sorpresa

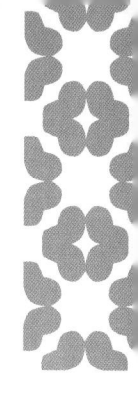

1. En un cuenco, mezcla el queso fresco, los huevos, el salvado de avena y el de trigo, así como el cebollino y la menta fresca picados.
2. Como si de una masa para *crepes* se tratara, ve vertiendo cucharones en una sartén antiadherente, bien caliente, para hacer 4 tortas. Dóralas por ambos lados un par de minutos.
3. En otra sartén, dora los piñones en seco.
4. Lava y corta por la mitad cada tomatito.
5. Limpia la lechuga y los calabacines.
6. Corta los calabacines en láminas finas con un pelaverduras.
7. Pica las olivas negras.
8. Chafa el feta con un tenedor y añade las olivas.
9. Dispón un puñadito de calabacines rallados en el centro de cada torta, junto con la mezcla de feta y olivas, unos cuantos tomates cereza y un poquito de ensalada. Salpimienta ligeramente e incorpora los piñones.
10. Enrolla delicadamente cada torta y sirve.

Ingredientes para 4 personas:

- ✓ 2 calabacines grandes
- ✓ 1 ensalada rizada
- ✓ 1 bandeja de tomates cereza
- ✓ 80 g de feta
- ✓ 10 olivas negras
- ✓ 2 c. s. de salvado de avena
- ✓ 2 c. s. de salvado de trigo
- ✓ 2 huevos
- ✓ 2 tarrinas de queso fresco
- ✓ Cebollino
- ✓ Menta fresca
- ✓ 2 puñados de piñones
- ✓ Sal y pimienta

Crepes party

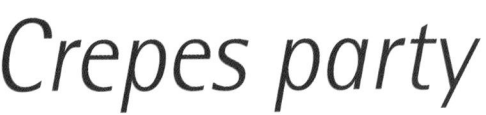

Ingredientes para 8 crepes (aprox.):

✓ 2 c. s. de harina de salvado de avena

✓ 2 c. s. de harina de salvado de trigo

✓ 25 cl de leche semidesnatada

✓ 2 huevos

✓ 1 pizca de sal

✓ 4 c. s. de agua

✓ Mantequilla o aceite de oliva (al gusto)

1. En una fuente, mezcla ambas harinas de salvado con un poco de agua y una pizca de sal.

2. Añade los huevos y, poco a poco, la leche, hasta obtener una masa fluida.

3. Tapa la fuente con un paño limpio y deja reposar 1 hora (fuera de la nevera).

4. En una sartén antiadherente caliente, echa un chorrito de aceite o una bolita de mantequilla y vierte un cucharón de pasta. Cuece 2 minutos por cada lado (cada cara debe estar dorada) y resérvalas en un plato.

5. Rellena cada crepe con el relleno que prefieras: azúcar, crema de cacao, mermelada, un huevo frito, queso rallado, jamón de york...

Sugerencia

Si prefieres los crepes dulces, añade a la masa unas gotas de azahar o de ron[10]. Si los prefieres salados, vierte medio vaso de cerveza suave[11] a la masa, para que se airee.

---

10. Atención: el abuso de alcohol es peligroso para la salud. Debe consumirse con moderación.
11. Ídem.

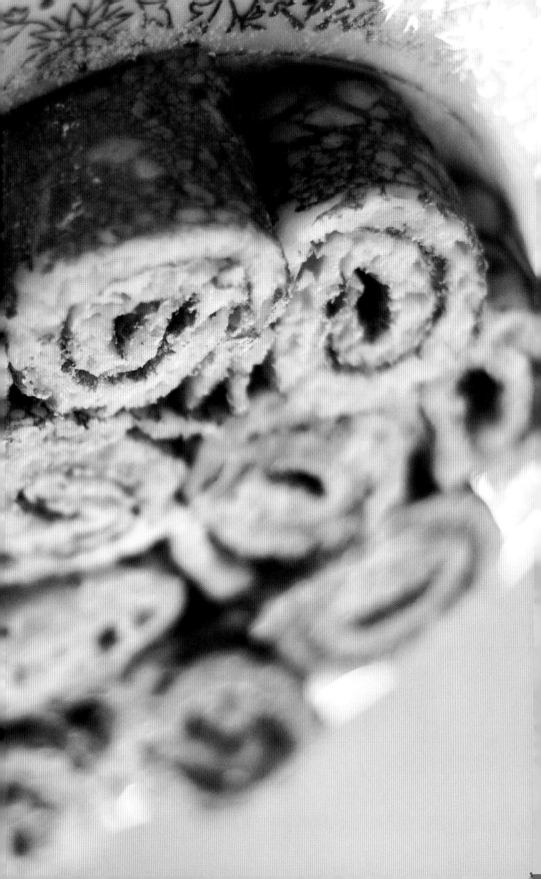

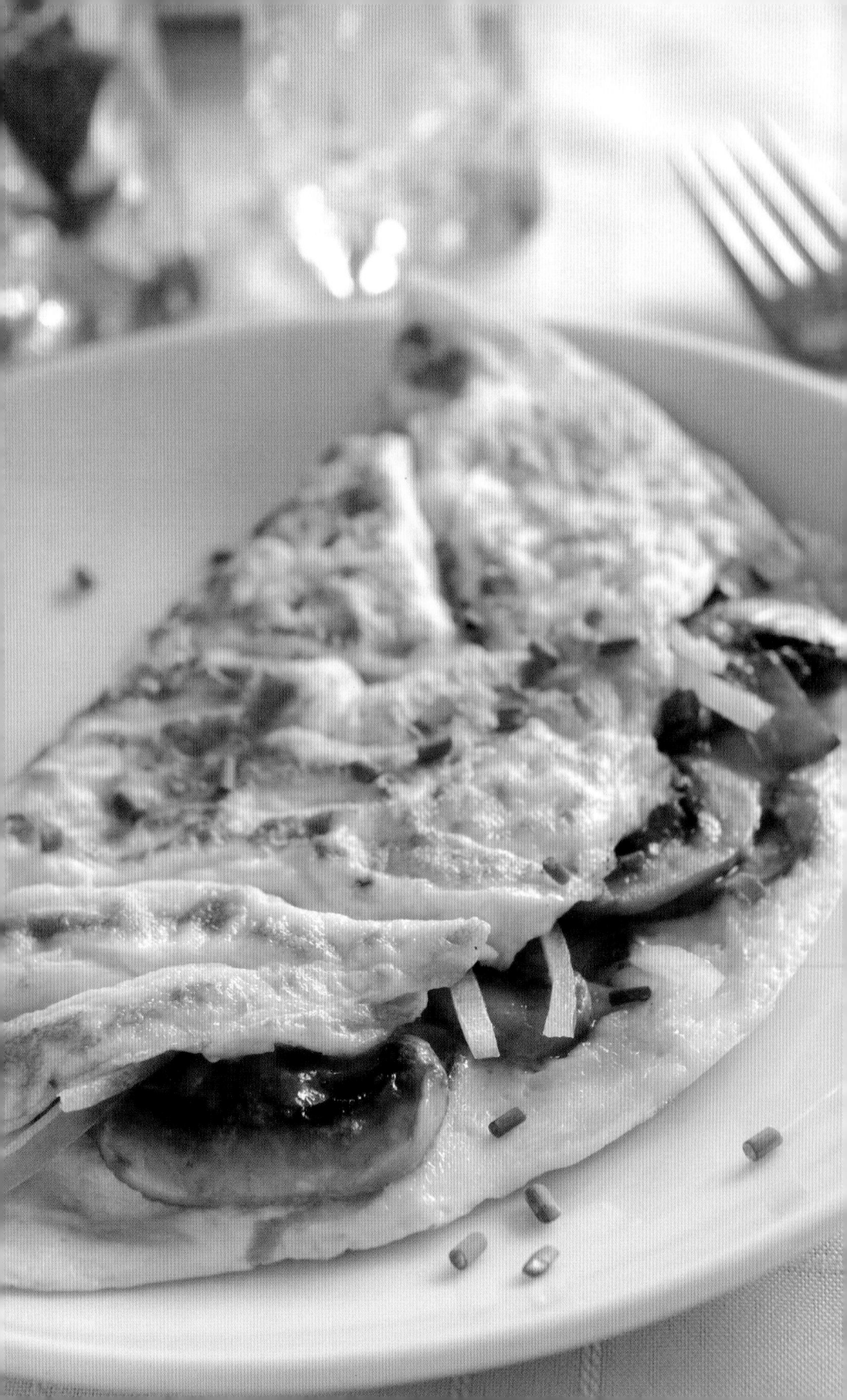

Tortilla a los tres quesos

1. En una sartén antiadherente, saltea los champiñones. Si son frescos, espera a que hayan soltado toda el agua. Espolvoréalos con hierbas provenzales.
2. Bate los huevos e incorpora el salvado de avena, los 3 quesos, sal y pimienta.
3. Mezcla bien y añade los champiñones salteados. Mezcla nuevamente.
4. Vierte la preparación a la sartén, con un chorrito de aceite, y cuécela a tu gusto (jugosa o seca).
5. Sirve con una ensalada verde.

Observación

Esta tortilla a base de salvado de avena puede adaptarse a las preferencias de cada cual (con pimientos, tomates, tofu...).

Ingredientes para 4 personas:

✓ 4 huevos
✓ 2 latitas de champiñones blancos o 200 g de champiñones frescos
✓ 3 c. s. de salvado de avena
✓ 20 g de queso gruyer rallado
✓ 20 g de queso emmental rallado
✓ 20 g de queso parmesano
✓ Hierbas provenzales
✓ Aceite de oliva
✓ Sal y pimienta

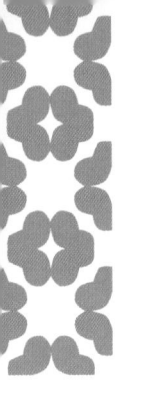

Coliflor gratinada con especias rojas

Ingredientes para 4 personas:

- ✓ 1 coliflor
- ✓ 40 cl de leche desnatada o 2 yogures naturales
- ✓ 4 c. s. de salvado de avena
- ✓ 80 g de queso rallado
- ✓ 1 huevo
- ✓ 1 pizca de nuez moscada
- ✓ 1 pizca de pimienta de Ezpeleta
- ✓ Sal y pimienta

1. Precalienta el horno a 180 °C.
2. Lava la coliflor y separa los ramitos.
3. Cuece al vapor unos 10 minutos (no debe estar muy blanda, sino al dente). Reserva en una bandeja.
4. Mezcla, en un cuenco, la leche o los yogures con el huevo y el salvado de avena.
5. Añade la mitad del queso rallado, la sal, la pimienta, la nuez moscada y la pimienta de Ezpeleta. Vierte la preparación sobre la coliflor.
6. Introduce la bandeja de la coliflor en el horno y hornea durante unos 25 minutos, más o menos. A media cocción, espolvorea el resto del queso rallado.

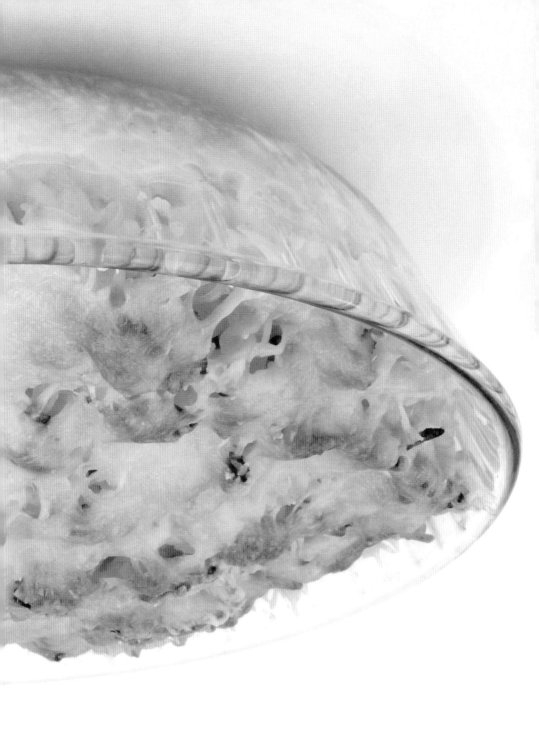

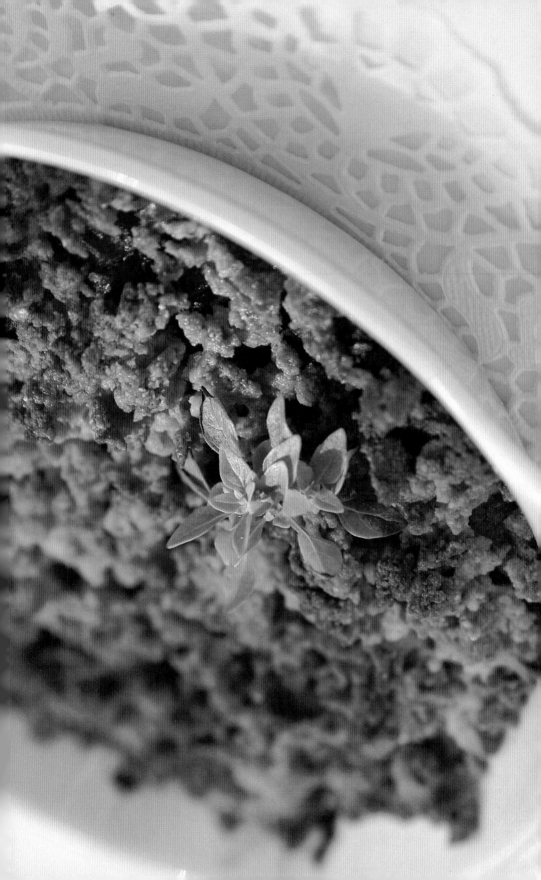

Crumble multicolor de mi madre

1. Precalienta el horno a 180 °C.
2. Echa un chorrito de aceite de oliva en una sartén.
3. Sofríe 1 diente de ajo y la mitad de los pimientos, bien picados.
4. Añade la cebolla picada y deja que se dore un poco.
5. Incorpora la lata de tomate, mezcla y deja cocer ligeramente.
6. Limpia la verdura, córtala en dados y añádela a la sartén.
7. Sofríe unos instantes y después cubre de agua.
8. Sumerge el manojo de hierbas, el otro diente de ajo entero (pero pelado) y espolvorea con nuez moscada.
9. Deja que vaya hirviendo a fuego muy lento, entre ¾ de hora y 1 hora (o más tiempo ya que cuanto más se cuezan más se confitarán). Comprueba la cocción y ve añadiendo agua si fuera necesario.
10. Mientras tanto, prepara el *crumble*. En un cuenco mezcla la harina de salvado de avena con la sal. Incorpora luego la mantequilla en trozos y trabaja con las manos, hasta que consigas una masa granulosa que se haga migas.
11. En una bandeja para gratinar, coloca las verduras (no olvides retirar primero el manojo de hierbas) y cúbrelas con el *crumble*.
12. Hornea durante 20 o 25 minutos, hasta que se dore.

Sugerencia

Si prefieres un crumble más crujiente, reduce a la mitad la cocción de las verduras, porque luego seguirán cociéndose en el horno y nunca quedarán duras.

Ingredientes para 4 personas:

- ✓ 2 calabacines
- ✓ 2 pimientos rojos
- ✓ 2 pimientos amarillos
- ✓ 2 tomates
- ✓ 1 berenjena
- ✓ ½ pimiento rojo
- ✓ 2 cebollas
- ✓ 2 dientes de ajo
- ✓ 1 manojo de hierbas
- ✓ 1 lata de tomate concentrado
- ✓ 3 c. s. de aceite de oliva
- ✓ Nuez moscada (al gusto)
- ✓ Sal

Ingredientes para la pasta de *crumble:*

- ✓ 4 c. s. de harina de salvado de avena
- ✓ 100 g de harina de trigo
- ✓ 100 g de mantequilla
- ✓ 1 pizca de sal

Muffins de avena y zanahoria con queso crema

Ingredientes para 10 *muffins* (aprox.):

✓ 100 g de harina de salvado de avena

✓ 100 g de harina (blanca o integral)

✓ 125 g de zanahorias ralladas

✓ 2 huevos

✓ 4 c. s. de leche

✓ 100 g de queso crema

✓ 125 g de mantequilla

✓ 100 g de azúcar moreno de caña

✓ ½ bolsita de levadura en polvo

✓ Nuez moscada

✓ Jengibre

✓ 1 pizca de sal

1. Precalienta el horno a 200 °C y engrasa con mantequilla los moldes para *muffins*.
2. Derrite la mantequilla, añade la leche y luego los huevos batidos, mezclando bien.
3. En una fuente, vierte las dos harinas, el azúcar y la levadura. Incorpora la preparación de leche y huevos y vuelve a mezclar de nuevo.
4. Añade ahora la zanahoria rallada, un poco de nuez moscada y una pizca de sal. Mezcla hasta obtener una pasta fina.
5. Coloca un fondo de masa en cada molde, luego un poco de queso crema y cúbrelo con más masa hasta rellenar ¾ de cada molde.
6. Hornea durante 20 minutos.
7. Cuando los saques del horno, espera a que estén tibios para desmoldar.

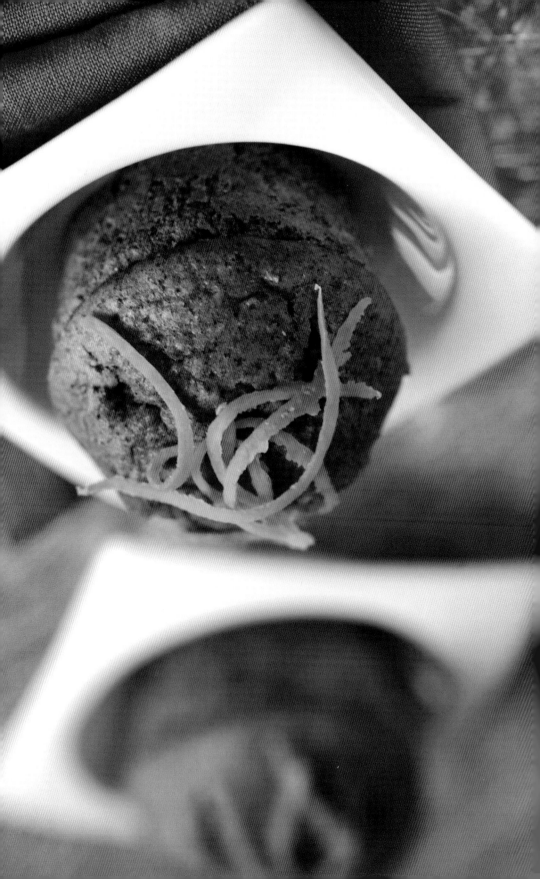

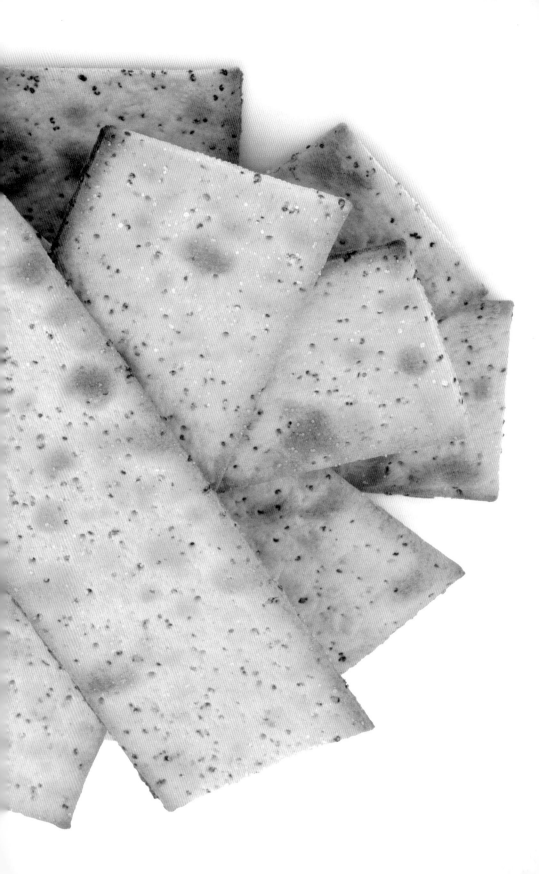

Crackers a las finas hierbas[12]

1. Tamiza las harinas y la levadura en una fuente.
2. Añade el aceite, el yogur, la sal y la pimienta.
3. Mezcla bien hasta formar una bola. Pica muy finamente cada hierba aromática por separado.
4. Divide la bola de masa por la mitad y añade a una el apio y a la otra el romero, amasando bien.
5. En una superficie de trabajo enharinada, extiende cada bola lo más fina posible y corta los *crackers* con un corta-pastas.
6. Colócalos en una bandeja de horno cubierta con papel sulfurizado.
7. Pincha los *crackers* con un tenedor.
8. Hornea durante 15 minutos a 180 ºC. Los *crackers* aumentarán de tamaño, se secarán y quedarán crujientes.

Ingredientes para unos 50 *crackers*:

- ✓ 70 g de harina de avena
- ✓ 70 g de harina de trigo
- ✓ 100 ml de yogur natural
- ✓ 1 ramita de apio
- ✓ 3 c. s. de aceite de oliva
- ✓ ¼ de c.c. de levadura en polvo
- ✓ Sal y pimienta
- ✓ 1 ramita de romero

---

12. Receta de Agastache 29 (http://agastache29.canablog.com/) - www.750gr.com

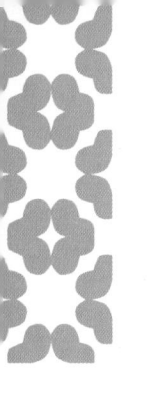

Tortas de avena al queso de oveja[13]

Ingredientes para 13 personas:

- ✓ 1 lata 30 g de salvado de avena
- ✓ 75 g de harina de trigo T80
- ✓ 30 g de puré de almendras semintegral
- ✓ 20 g de aceite de oliva
- ✓ 60 g de queso de oveja
- ✓ 1 yema de huevo
- ✓ 3 lonchas de tomate seco
- ✓ sal y pimienta

1. Precalienta el horno a 180 °C.
2. Pon la harina y el salvado de avena en una fuente, junto con el queso de oveja rallado, el tomate seco picado y una pizca de sal y pimienta. Mezcla bien con una cuchara de palo. Casca un huevo y separa la clara de la yema.
3. Incorpora la yema a la preparación de harina.
4. Agrega el puré de almendras y el aceite, amasando con las manos. Si la masa queda muy seca, añade un chorrito de agua.
5. Forma bolitas y cháfalas con la palma de la mano para formar tortas. Colócalas sobre la bandeja del horno previamente forrada con papel sulfurizado. Hornea durante 20 minutos hasta que estén doradas. Deja que se enfríen sobre una rejilla.

---

13. Receta de Linou, del blog Le monde de Linou (http://lemondedebblinou83. blogspot.com/) - www.750gr.com

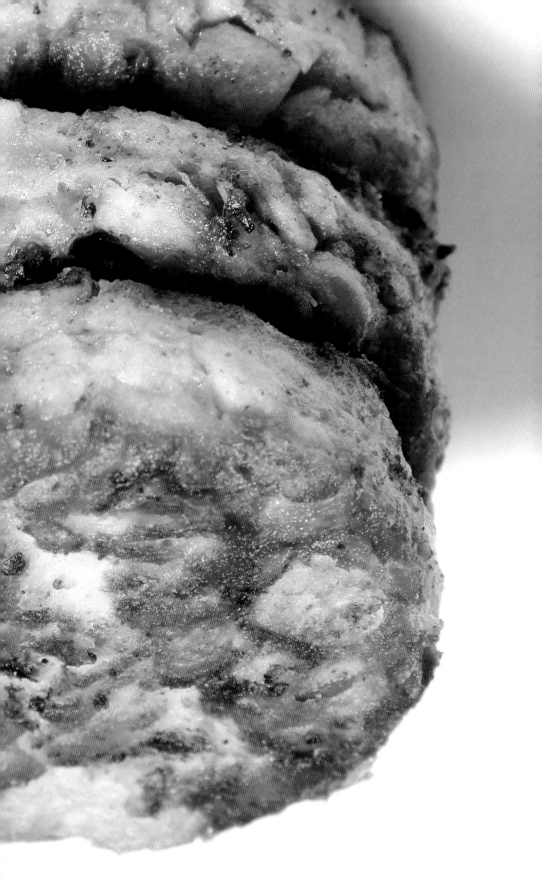

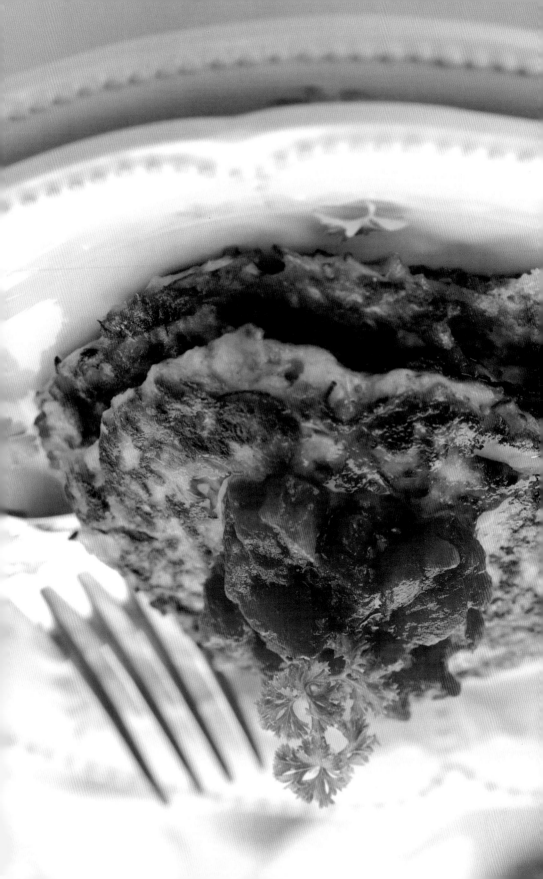

Rosquillas de copos de avena[14]

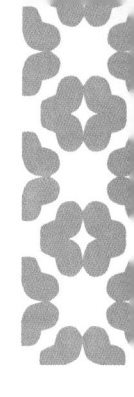

1. Hierve la leche y mézclala con los 300 g de copos de avena.
2. Deja reposar 1 hora. En una sartén antiadherente, calienta una cucharada de aceite.
3. Pica el perejil, el cebollino, el puerro y la cebolla; ralla las zanahorias y saltéalo todo. Deja que se enfríe un poco.
4. Añade los huevos y mezcla todo con los copos de avena en leche. Forma rosquillas.
5. En la misma sartén, vierte de nuevo 3 o 4 cucharadas soperas de aceite y dora las rosquillas 5 minutos por cada lado. Estas rosquillas saladas acompañan particularmente bien una ensalada verde.

Ingredientes para 4 personas:

- ✓ 300 g de copos de avena
- ✓ 80 cl de leche
- ✓ 1 c. s. de aceite de oliva
- ✓ 1 puerro
- ✓ 1 cebolla
- ✓ 2 zanahorias
- ✓ 4 huevos
- ✓ 3-4 c. s. de aceite de oliva
- ✓ Perejil
- ✓ Cebollino

---

14. Receta de nini – www.750gr.com

Bocaditos de boniatos confitados[15]

Ingredientes para 10 personas:

- ✓ 100 g de harina
- ✓ 50 g de copos de avena
- ✓ 1 huevo
- ✓ 150 g de boniatos confitados
- ✓ 2 c. s. de aceite, del bote de boniatos confitados (o bien aceite de oliva)
- ✓ ½ tarrina de queso fresco
- ✓ Sal y pimienta

1. Mezcla la harina con los copos de avena en una fuente.
2. Añade el huevo y los boniatos cortados en trozos, así como el aceite y el queso fresco.
3. Salpimienta y trabaja con las manos hasta conseguir una masa homogénea.
4. Coloca trozos de masa en la bandeja del horno, aplastándolas sólo un poco.
5. Hornea a unos 180 °C durante 15 minutos.
   ¡Estos bocaditos son ideales como aperitivo!

---

15. Receta de Eol, de su blog «Un tite débutante dans la cuisine» (http://unetitedebutantedanslacuisine.over-blog.com) – www.750gr.com

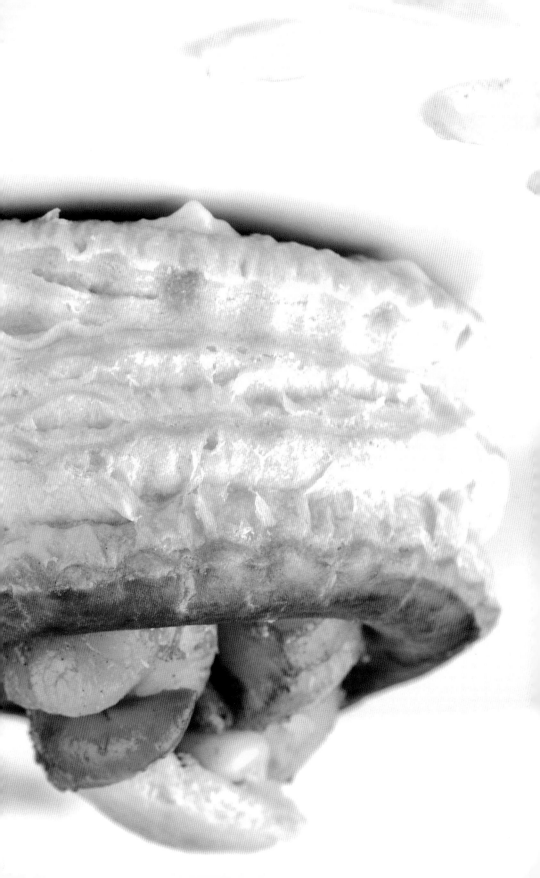

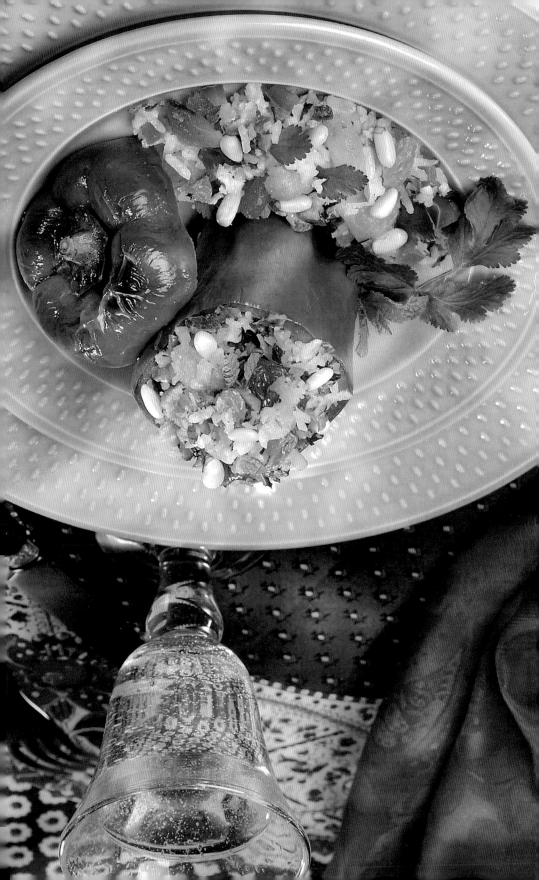

Pimiento relleno al gratín de verduras[16]

1. Corta el pimiento por la mitad, retira el pedúnculo y las semillas, así como las partes blancas.
2. Pela y corta la zanahoria en trozos y sumérgelas en agua hirviendo.
3. Calienta 1 cucharada de aceite en una cacerola pequeña y saltea las cebollitas. Tapa y deja que se confiten hasta que queden tiernas.
4. Corta el pimiento amarillo en dados.
5. Calienta una cucharadita de aceite de sésamo a fuego medio y saltea los dados de pimiento amarillo durante 5 minutos.
6. En un cuenco, bate la leche de soja con la harina de avena, la pimienta blanca y el gomasio.
7. Precalienta el horno a 180 ºC.
8. Coloca papel sulfurizado sobre la placa del horno.
9. Con papel de aluminio, realiza dos recipientes que puedan contener, cada uno, medio pimiento. El pimiento cortado debe quedar boca arriba en su contenedor de plata.
10. Mezcla la verdura con la crema y rellena con ella los pimientos. Espolvorea por encima algunos copos de avena.
11. Hornea durante 15 minutos y luego gratina 2 o 3 minutos.

Ingredientes para 2 personas:

- ✓ 1 pimiento verde ecológico
- ✓ ½ pimiento amarillo
- ✓ 1 zanahoria ecológica
- ✓ 100 g de maíz ecológico, cocido y escurrido
- ✓ Cebollitas blancas ecológicas
- ✓ 2 c. s. de leche de soja ecológica
- ✓ 1 c. s. de harina de avena ecológica
- ✓ 1 c. s. de copos de avena ecológica
- ✓ 1 cucharadita colmada de gomasio (sal con sésamo, ecológico)
- ✓ ½ cucharadita de pimienta blanca
- ✓ 1 cucharadita de aceite de sésamo, ecológico
- ✓ 1 c. s. de aceite de oliva virgen extra, ecológico.

---

16. Receta de Gourmande4ever (http://rienquedubonheur.over-blog.fr/) - www.750gr.com

Crumble de butifarra blanca con manzana[17]

Ingredientes para 4 personas:

✓ 2 butifarras blancas

✓ 5 manzanas (por ejemplo, Royal Gala)

✓ 80 g de salvado de avena

✓ 80 g de harina

✓ 100 g de margarina

✓ 60 g de azúcar

1. Engrasa con margarina y enharina 4 platos individuales o una bandeja.
2. Pela y corta 4 manzanas en trozos y forra los platos con ellas.
3. Corta las butifarras en rodajas generosas y colócalas por encima de las manzanas.
4. En una fuente, mezcla con las manos el salvado de avena con la harina, el azúcar, la margarina y una manzana pelada y cortada en dados. Debes obtener una masa arenosa, que no pueda convertirse en bola. Incorpora este *crumble* sobre la capa de rodajas de butifarra.
5. Precalienta el horno a 180 ºC y hornea unos 45 minutos.
6. Si fuera necesario, aumenta el tiempo de cocción hasta que el *crumble* adquiera un bonito color.

---

17. Receta de Noviceencuisine (http://blog-d-emilie.bologspot.com) - www.750gr.com

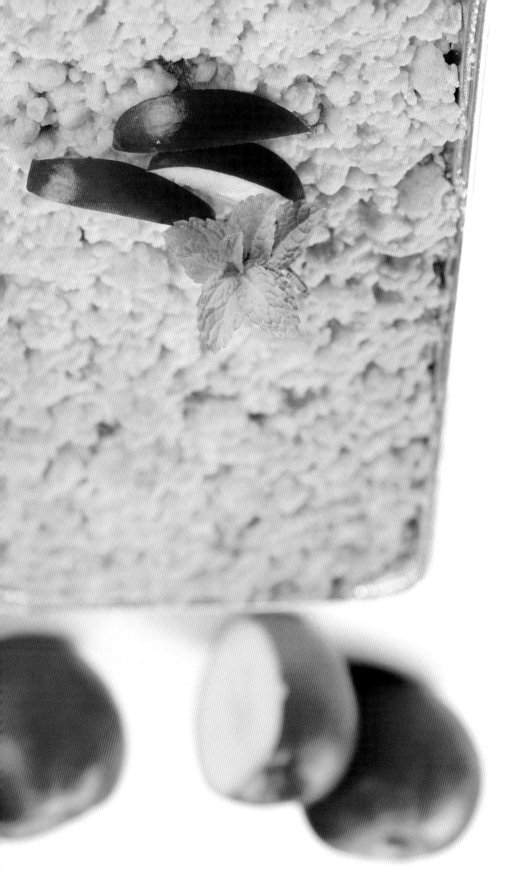

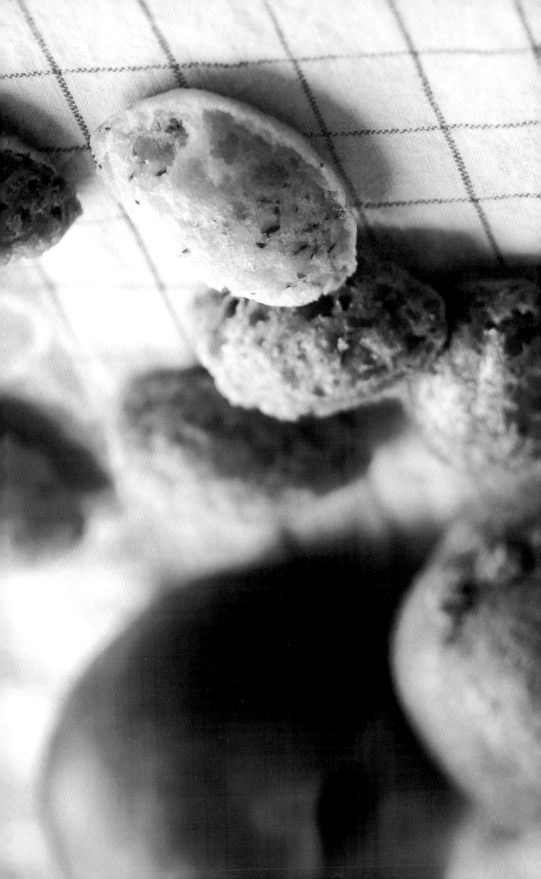

Magdalenas saladas a la griega[18]

1. Precalienta el horno a 240 °C.
2. Dora los piñones en seco en una sartén, y después reduce a un polvo grueso. Pica bien la albahaca y corta en trozos los tomates secos.
3. Casca los huevos y separa las claras de las yemas.
4. En una fuente, mezcla el salvado de avena con la harina y la levadura. Incorpora los piñones molidos, las yemas de huevo, la albahaca, los tomates y el feta. Salpimienta y mezcla bien.
5. En otra fuente, bate las claras sin montarlas e incorpóralas rápidamente a la fuente.
6. Vierte una cucharada de la mezcla en cada molde de silicona para magdalenas. Hornéalas 4 minutos a 240 °C y después baja la temperatura a 180 °C, horneando durante 6 minutos más.
7. Saca las magdalenas del horno y desmolda. Puedes servirlas calientes o tibias, con una ensalada verde.

Ingredientes para 16 magdalenas:

- ✓ 90 g de salvado de avena
- ✓ 2 huevos
- ✓ 80 g de harina
- ✓ ½ bolsita de levadura en polvo
- ✓ 1 c. s. de piñones
- ✓ 6 hojas grandes de albahaca
- ✓ 100 g de tomates secos
- ✓ 50 g de feta en aceite
- ✓ sal y pimienta recién molida

18. Receta de Gerlinéa, de Béatrice Gept, dietista – www.gerlinea.fr

Crumble de verduras al queso de cabra[19]

Ingredientes para 4 personas:

✓ 1 c. s. de aceite de oliva afrutado

✓ 1 cebolla

✓ 1 diente de ajo

✓ 2 calabacines

✓ 250 g de espárragos verdes

✓ 1 ramita de tomillo

✓ 150 g de guisantes frescos (o congelados)

✓ 100 g de habas

✓ Sal y pimienta recién molida

Ingredientes para la pasta de *crumble*:

✓ 100 g de salvado de avena

✓ 100 g de harina

✓ 250 g de queso fresco de cabra

✓ Sal y pimienta recién molida

1. Pica el ajo y la cebolla.
2. Lava las verduras.
3. Corta los calabacines en rodajas, sin pelarlos.
4. Conserva sólo las puntas de los espárragos.
5. Saltea la cebolla en aceite hasta que esté transparente.
6. Incorpora los calabacines, los espárragos, el ajo y el tomillo.
7. Salpimienta, tapa y deja que cueza a fuego lento durante unos 20 minutos.
8. A media cocción, incorpora los guisantes y las habas. Si fuera necesario, añade dos cucharadas de agua.
9. Precalienta el horno a 180 °C.
10. Prepara el *crumble* mezclando todos los ingredientes. Deberás obtener una masa arenosa que no forme una bola.
11. Pon las verduras en una bandeja para gratinar, previamente engrasada, y reparte el *crumble* por encima.
12. Hornea durante 10 minutos. Sirve caliente.

---

19. Receta de Gerlinéa, de Béatrice Gept, dietista - www.gerlinea.fr

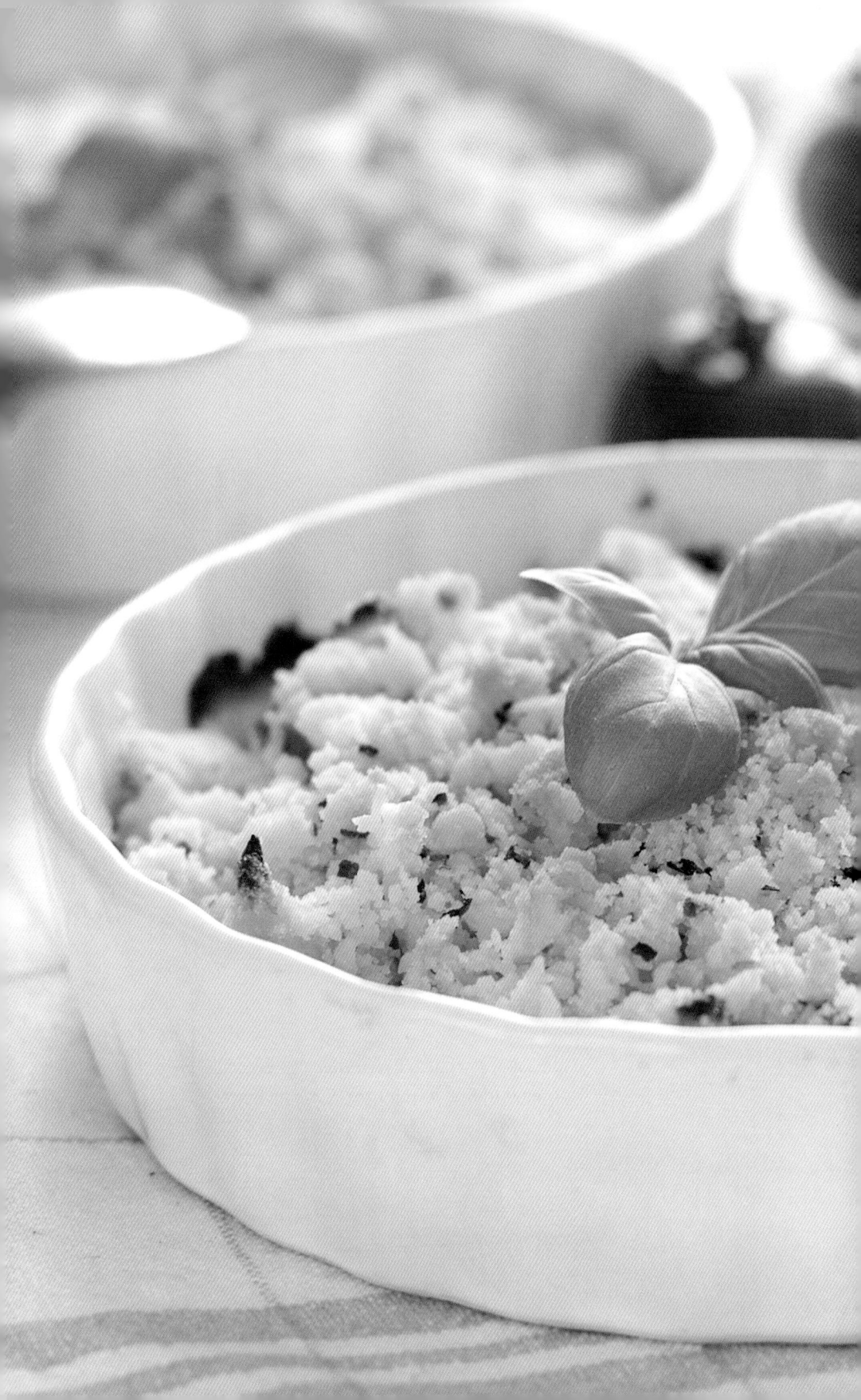

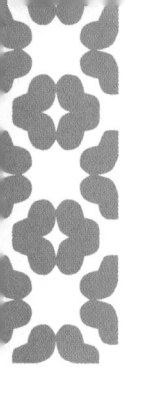

Nems a la italiana

Ingredientes para 4 personas:

✓ 2 c. s. de salvado de avena

✓ 2 c. s. de salvado de trigo

✓ 2 huevos

✓ 2 tarrinas de queso fresco

✓ 1 pizca de orégano

✓ 4 lonchas finitas de jamón serrano del país.

✓ 150 g de ricotta

✓ Sal y pimienta

1. Mezcla el queso fresco en un cuenco, junto con los huevos y el salvado de avena y de trigo.
2. Como si se tratara de una masa de *crepes*, echa cucharones en una sartén antiadherente, bien caliente, para formar 4 tortas.
3. Cuece cada una por ambos lados, un par de minutos, hasta que estén doradas.
4. En un cuenco, mezcla el queso ricotta con el orégano picado, la sal y la pimienta.
5. En cada una de las tortas, coloca una loncha de jamón y un poco de la preparación de ricotta.
6. Enrolla con cuidado y sirve tibio.

Crumble
de verduras al
salvado de avena

1. Precalienta el horno a 200 °C.
2. Vierte el aceite de oliva en una sartén y saltea el calabacín y la berenjena cortados en rodajas finas.
3. Añade el tomate cuando las verduras estén blandas. Al final de la cocción, incorpora las hierbas, la sal y la pimienta.
4. Coloca la verdura en 4 tarrinas o una sola bandeja para gratinar y espolvorea el salvado de avena y los piñones.
5. Hornea de 15 a 20 minutos.
6. Sirve este *crumble* como entrante, con una ensalada.

Ingredientes para 4 personas:

✓ 1 calabacín
✓ 1 berenjena
✓ 1 tomate
✓ 4 c. s. de salvado de avena
✓ Albahaca, tomillo
✓ 1 puñado de piñones
✓ 1 c. s. de aceite de oliva
✓ Sal y pimienta

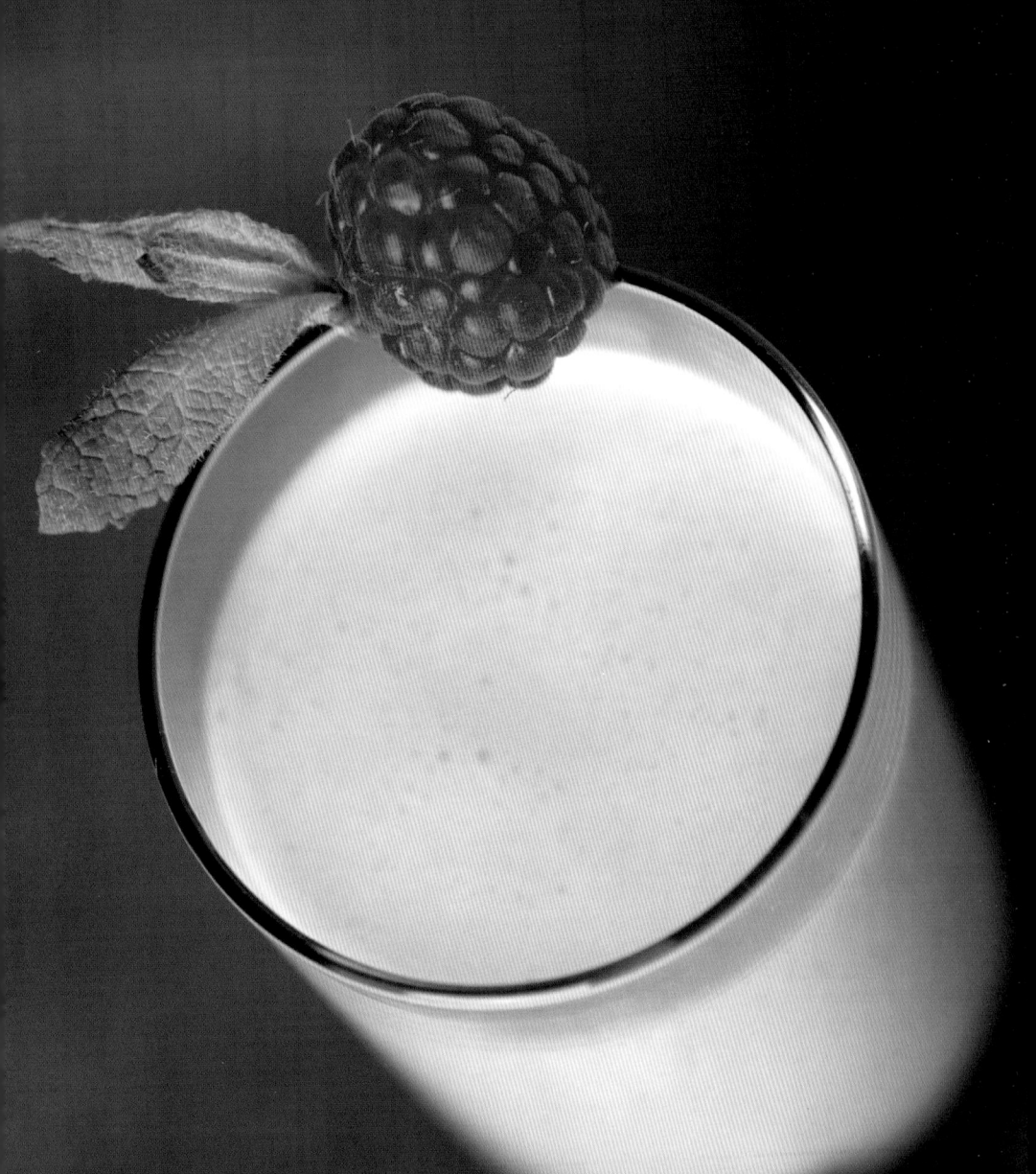

Recetas con

salvado de avena dulce

Batido de sabores exóticos[20]

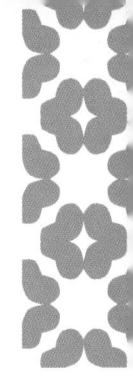

1. Bate, durante 2 minutos, las frambuesas con la leche de coco, el salvado de avena y las bolas de sorbete.
2. Decora con la nuez de coco rallada y sirve inmediatamente.

Ingredientes para 4 personas:

- ✓ 40 g de salvado de avena
- ✓ 400 g de frambuesas
- ✓ 50 cl de leche de coco
- ✓ 2 bolas de sorbete de mango
- ✓ Nuez de coco rallado

20. Receta de Gerlinéa, de Béatrice Gept, dietista – www.gerlinea.fr

Crema quemada al agua de azahar[21]

Ingredientes para 4 personas:

- ✓ 50 g de salvado de avena
- ✓ 1 litro de leche semidesnatada
- ✓ 1 cucharadita de agua de azahar
- ✓ 6 yemas de huevo
- ✓ 250 g de azúcar
- ✓ 50 g de Maizena
- ✓ 40 g de azúcar moreno

1. Lleva la leche a ebullición e incorpora luego el agua de azahar.
2. Bate las yemas de huevo con el azúcar hasta obtener una mezcla blanquecina y espumosa. Incorpora luego la Maizena® y añade poco a poco la leche tibia. Vuelve a ponerlo al fuego y remueve sin cesar hasta que espese.
3. Vierte la preparación en 4 cazuelitas. Deja que se enfríen en la nevera por lo menos 1 hora.
4. En el momento de servir, espolvorea azúcar por encima, mezclada con salvado de avena y caramelízalo con ayuda de un hierro candente o de un soplete de cocina.

21. Receta de Gerlinéa, de Béatrice Gept, dietista - www.gerlinea.fr

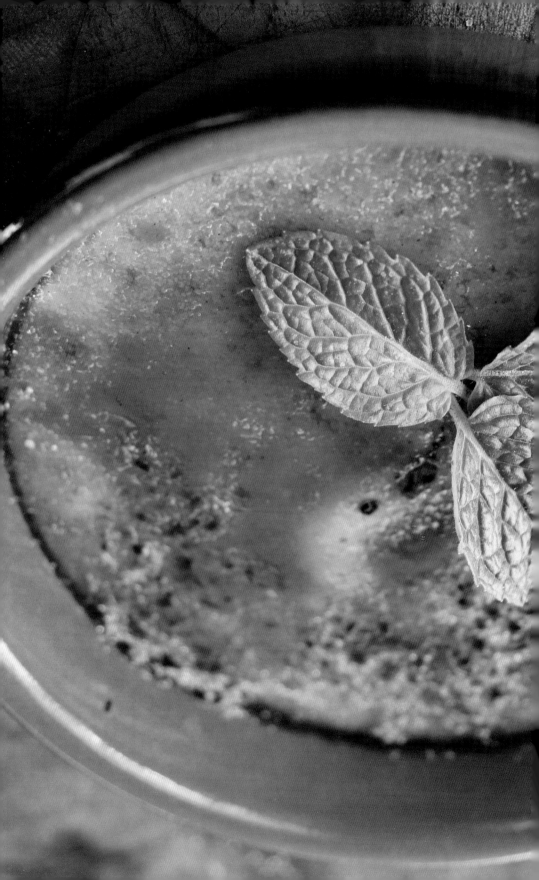

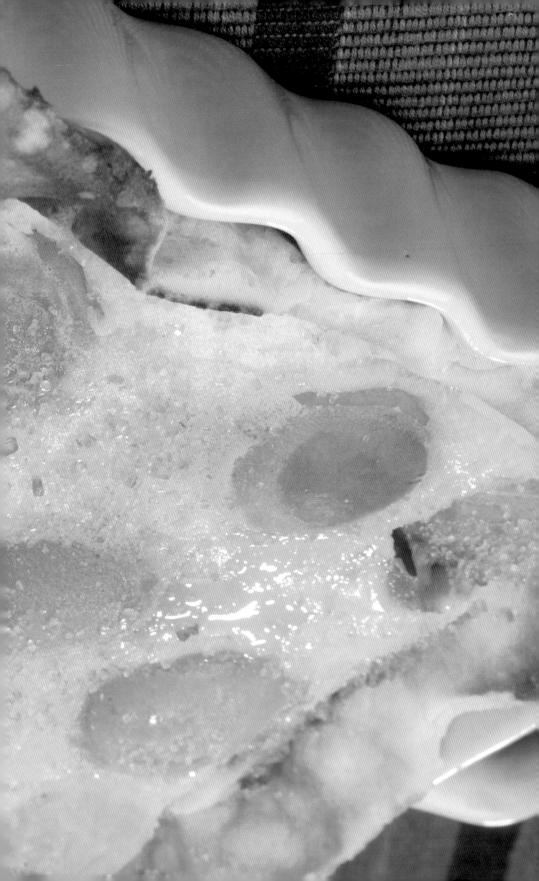

Tarta alsaciana con albaricoque[22]

1. Precalienta el horno a 200-220 °C.
2. Forra el molde para tartas con la hoja de pasta.
3. Corta los albaricoques por la mitad y disponlos sobre la pasta.
4. En un cuenco, bate el huevo y añade la leche, el azúcar avainillado y el salvado de avena. Vierte sobre la fruta.
5. Cuece a 200-220 °C durante 15 minutos, y luego baja la temperatura a 175-200 °C (termostato 6) y prosigue el horneado entre 15 y 20 minutos más.
6. Espolvorea la tarta con azúcar lustre justo antes de servirla.
7. Puedes servirla tibia o fría.

Ingredientes para 4 personas:

- ✓ 50 g de salvado de avena
- ✓ 1 hoja de pasta brisa
- ✓ 250 g de albaricoques
- ✓ 1 huevo
- ✓ 50 ml de leche semidesnatada
- ✓ 30 g de azúcar avainillado
- ✓ 10 g de azúcar lustre para decorar

---

22. Receta de Gerlinéa, de Béatrice Gept, dietista – www.gerlinea.fr

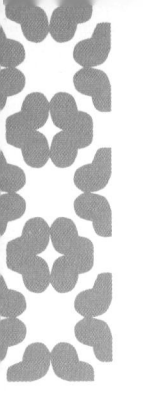

Galletitas a la kiki

Ingredientes para unas 30 galletitas (aprox.):

- ✓ 120 g de mantequilla
- ✓ 80 g de copos de avena
- ✓ 120 g de harina
- ✓ 75 g de azúcar en polvo

1. Derrite la mantequilla y deja que se enfríe.
2. En un cuenco, mezcla con las manos la mantequilla, los copos de avena, la harina y el azúcar. La preparación debe quedar granulosa.
3. Haz bolitas con la masa.
4. Forra la bandeja del horno con papel sulfurizado y coloca las bolitas encima.
5. Cuece 10 minutos por cada lado, a 185 ºC.

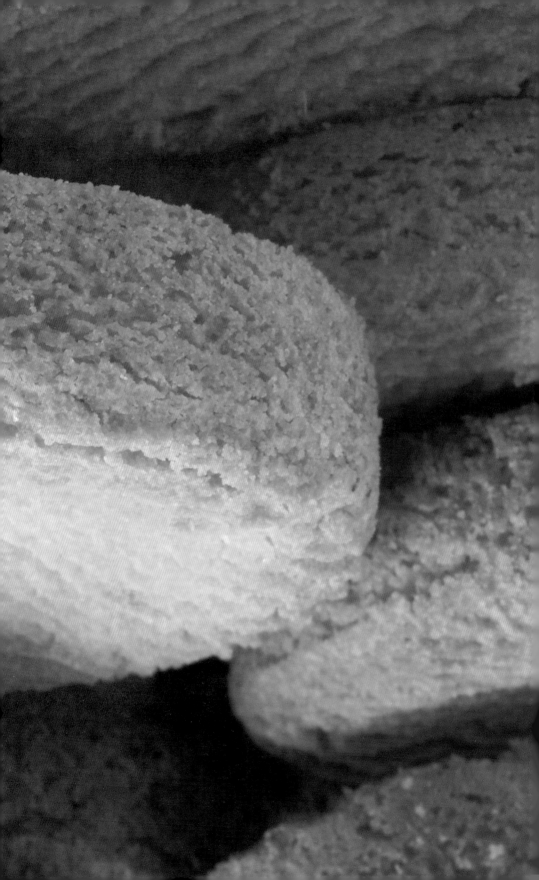

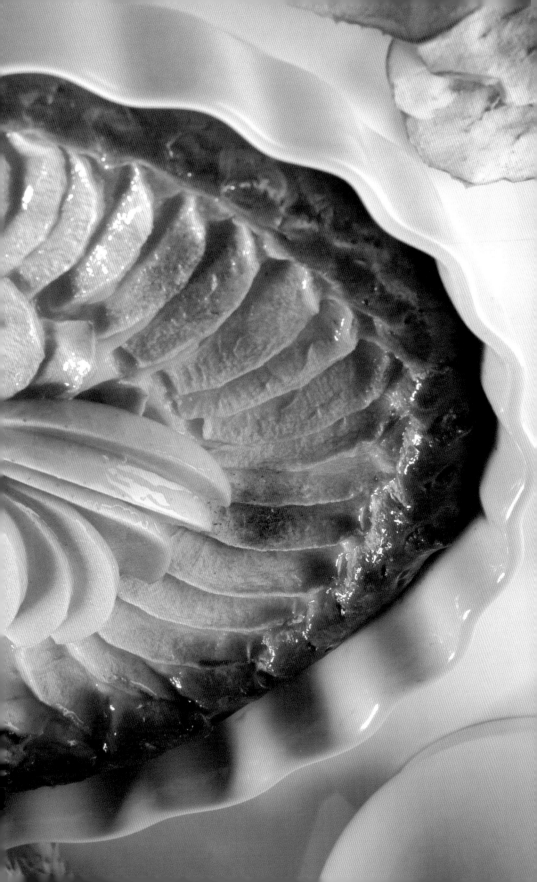

Tarta de manzana de mi infancia

1. Pela las manzanas y córtalas en láminas finas.
2. Mezcla todos los ingredientes de la pasta brisa y haz una bola no muy compacta.
3. Extiende la masa y forra un molde con ella.
4. Pincha el fondo de la masa con un tenedor.
5. Añade las láminas de manzana formando un rosetón, hasta que hayas cubierto completamente la masa.
6. Hornea a 185 °C durante unos 45 minutos.
7. Al final de la cocción, espolvorea con azúcar avainillado sobre las manzanas, cuando la tarta aún esté caliente (para que el azúcar se funda sobre la fruta).

Nota

Cuanta más manzana se ponga ¡más deliciosa será la tarta!

Ingredientes para 8 personas:

- ✓ 8 manzanas Royal Gala
- ✓ 3 bolsitas de azúcar avainillado.

Para la pasta brisa:

- ✓ 200 g de mantequilla derretida
- ✓ 200 g de harina de salvado de avena
- ✓ 100 g de azúcar
- ✓ 1 pizca de sal
- ✓ 2 c. s. de aceite de semillas de uva
- ✓ 2 c. s. de agua caliente

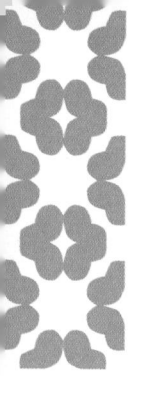

Muffins
de arándanos
de Annabelle

Ingredientes para unos 10 *muffins* (aprox.):

- ✓ 200 g de arándanos frescos o congelados
- ✓ 50 g de pacanas
- ✓ 1 tarrina de queso fresco
- ✓ 2 huevos
- ✓ 10 c. s. de harina de salvado de avena
- ✓ 3 c. s. de harina de trigo
- ✓ 2 cucharaditas de levadura
- ✓ 5 c. s. de azúcar moreno
- ✓ 1 cucharadita de canela
- ✓ 1 pizca de sal

1. Mezcla el queso fresco con el azúcar y los huevos en un cuenco.
2. Añade la harina de trigo, la harina de salvado de avena, la canela, la levadura y la pizca de sal.
3. Machaca las pacanas e incorpóralas a la preparación junto con los arándanos. Remueve con cuidado.
4. Vierte la mezcla en un molde con cavidades de silicona y hornea en el horno precalentado a 180 °C durante 30 minutos, aproximadamente.

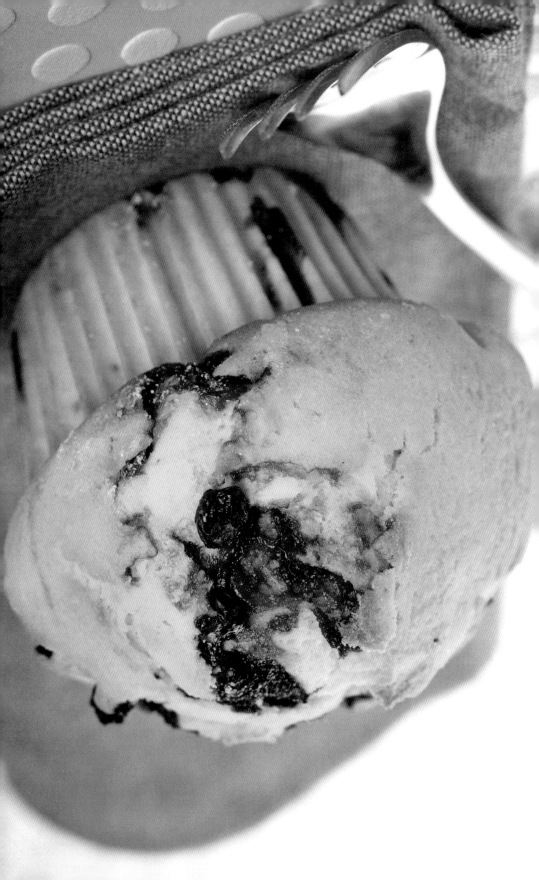

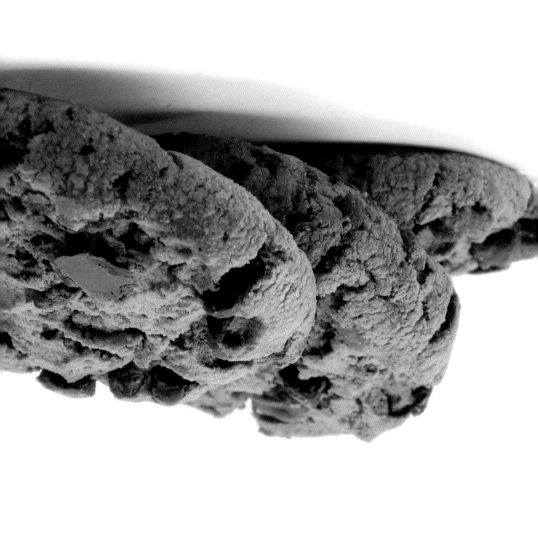

Cookies, dúo de chocolate

1. Precalienta el horno a 180 ºC.
2. Derrite la mantequilla en una cacerola a fuego lento.
3. Tritura los frutos secos.
4. Trocea groseramente el chocolate blanco.
5. Mezcla en un cuenco la mantequilla derretida con el azúcar y el huevo.
6. Incorpora poco a poco la harina de salvado de avena, sin dejar de remover, y después la levadura.
7. Añade los dos chocolates y los frutos secos machacados.
8. Forma tortitas con las manos y colócalas en una bandeja de horno recubierta de papel sulfurizado, separándolas convenientemente para que no se peguen cuando aumenten de tamaño.
9. Aplasta las *cookies* con una cuchara.
10. Hornea de 10 a 15 minutos, hasta que las *cookies* estén doradas.

Ingredientes para 15 *cookies* (aprox.):

- ✓ 150 g de harina de salvado de avena
- ✓ 2 cucharaditas de levadura en polvo
- ✓ 50 g de pepitas de chocolate negro
- ✓ 50 g de chocolate blanco
- ✓ 1 huevo
- ✓ 2 c. s. de azúcar
- ✓ 100 g de mantequilla
- ✓ 50 g de frutos secos al gusto (nueces, almendras, avellanas...)

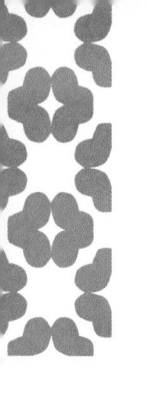

Tortitas a la confitura de albaricoque

Ingredientes para 4 personas:

- ✓ 8 c. s. de salvado de avena
- ✓ 4 c. s. de salvado de trigo
- ✓ 2 claras de huevo
- ✓ 2 c. s. de azúcar
- ✓ 1 cucharadita de confitura de albaricoque
- ✓ 2 cucharaditas de levadura en polvo
- ✓ 2 cucharaditas de azúcar avainillado

1. Separa las claras de las yemas y reserva las claras.
2. En un cuenco, mezcla las claras con la levadura, los dos salvados, el azúcar y el azúcar avainillado.
3. En una sartén antiadherente, derrite un trozo de mantequilla y vierte un cucharón de la pasta anterior, de forma que se forme un disco pequeño en la sartén. Cuece 2 minutos por cada lado.
4. Sigue haciendo tortas hasta acabar con la mezcla.
5. Cada una debe estar bien cocida y dorada.
6. Sírvelas tibias, recubiertas con confitura de albaricoque.

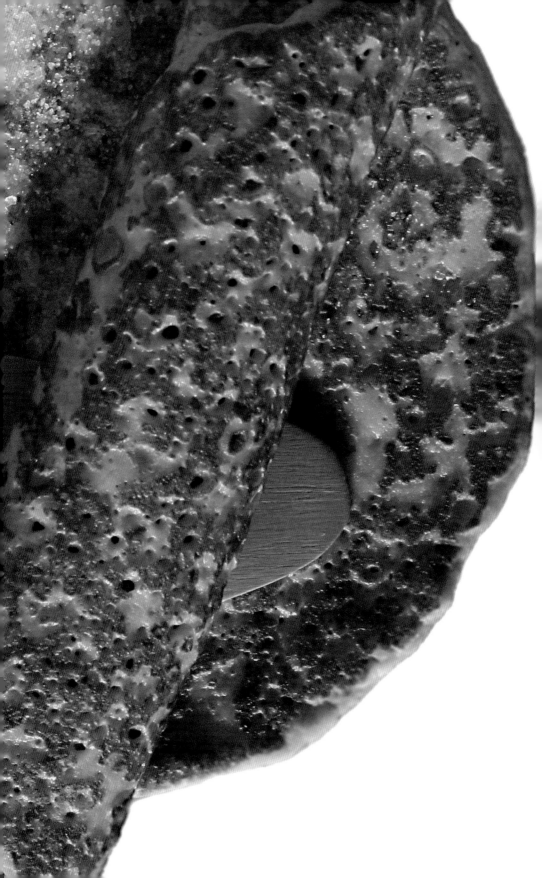

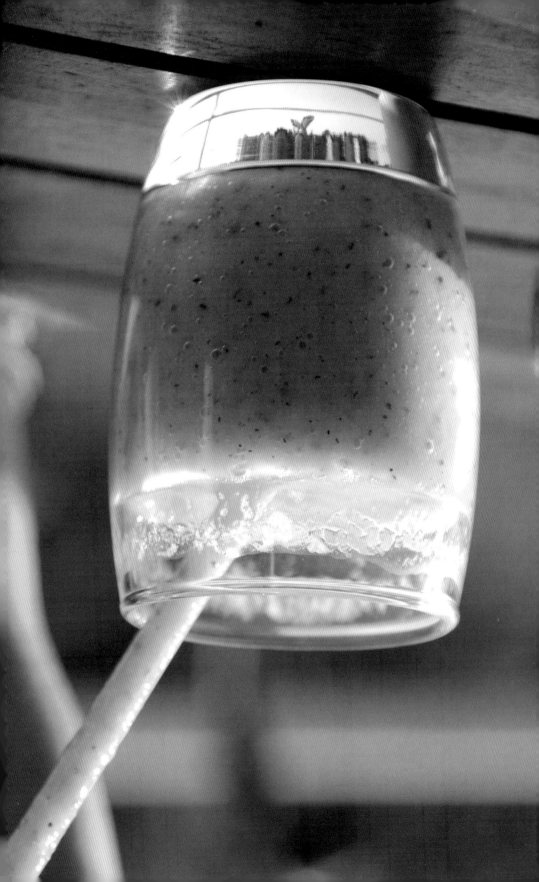

Batido exótico

1. Exprime las naranjas y reserva el zumo.
2. Pela la fruta y córtalas en trozos.
3. Bate muy bien todos los ingredientes, incorpora el zumo de naranja y sirve inmediatamente.

Ingredientes para 2 personas:

- ✓ 2 tarrinas de queso fresco
- ✓ 1 mango
- ✓ 1 plátano
- ✓ 2 naranjas
- ✓ 1 kiwi
- ✓ ½ piña
- ✓ 3 cubitos de hielo
- ✓ 2 c. s. de salvado de avena

Muesli para deportistas

Ingredientes para 2 personas:

✓ 1 c. s. de salvado de avena

✓ 2 tarrinas de queso fresco

✓ 40 g de frutos secos al gusto (almendras, avellanas, nueces, pasas, etc.)

✓ 1 c. s. de miel

✓ 1 cucharadita de canela

✓ ½ cucharadita de azúcar avainillado

✓ 1 pizca de sal

✓ 1 plátano

✓ 1 huevo

1. Mezcla, en un cuenco, la mitad del salvado de avena, el queso fresco, la miel, la canela, el azúcar avainillado, la sal y el huevo.
2. Forra la bandeja del horno con papel sulfurizado y dispón la mezcla en una capa uniforme.
3. Hornea de 20 a 30 minutos a 150 °C.
4. Al finalizar la cocción, rompe delicadamente la masa horneada con una cuchara de palo o con la mano de un mortero, para formar trozos.
5. Cuece otra vez de unos 20 a 30 minutos, removiendo el muesli de vez en cuando. ¡Ten cuidado de que no se queme! Debe quedar dorado y crujiente.
6. Una vez frío, sirve el muesli en un cuenco, con los frutos secos y el plátano en trozos. Espolvorea con el resto de salvado de avena.

Sugerencia

Puedes tomarlo con leche tibia o fría.

Debes saber

Que una vez horneado, el muesli se conserva varios días en un tarro herméticamente cerrado.

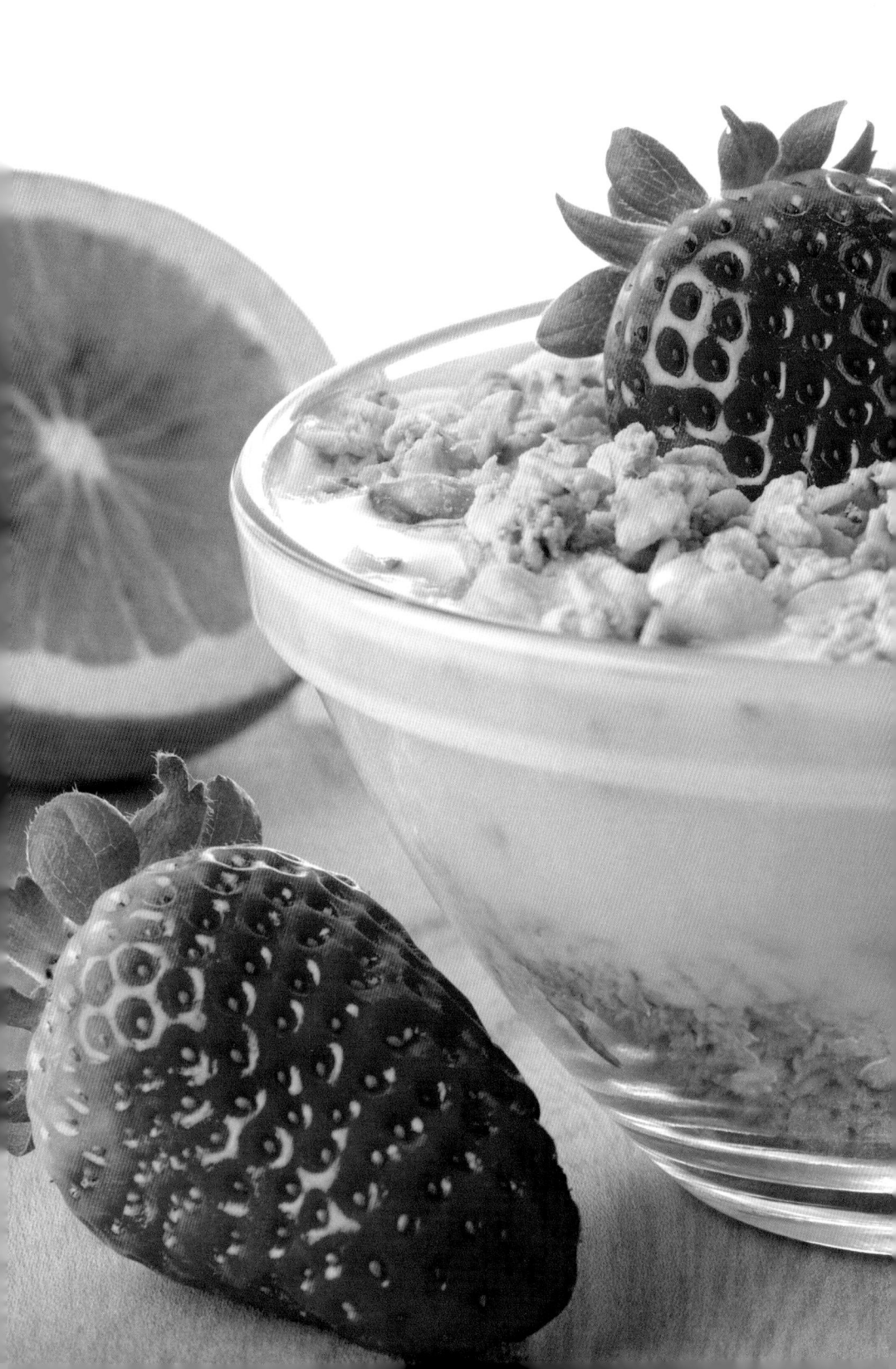

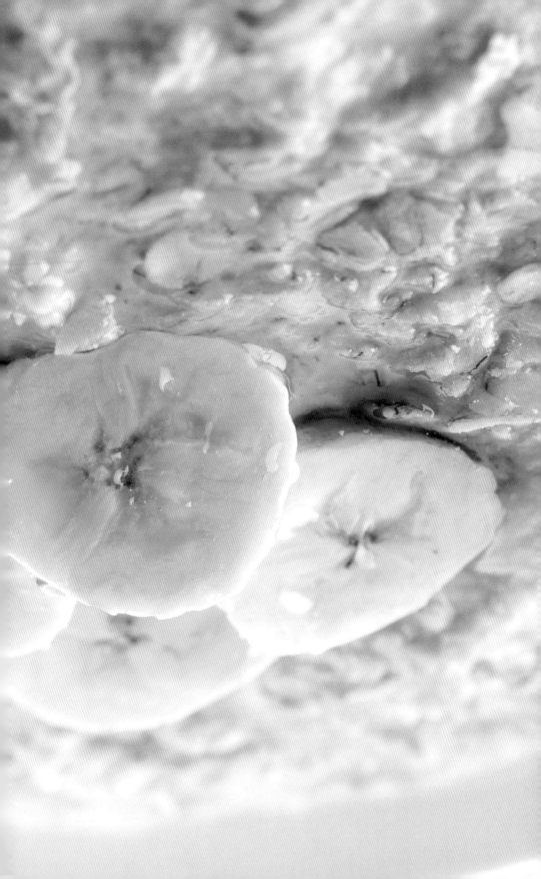

Porridge tradicional

1. Vierte los tres ingredientes en una cacerola y cuece a fuego lento, durante 5 minutos, removiendo continuamente.
2. Sirve en un cuenco o en un plato hondo, con alguna cosa que te guste, como sirope de arce, miel, mermelada, azúcar...

Sugerencia

Antes de cocer el *porridge* puedes añadir fruta que te guste, troceada (manzana, plátano, pera, frutas rojas...). El *porridge* puede variarse hasta el infinito para satisfacer a todo el mundo, hasta a los más golosos.

Ingredientes para 2 personas:

✓ 80 g de salvado de avena
✓ 1 vaina de vainilla
✓ 50 cl de leche semidesnatada

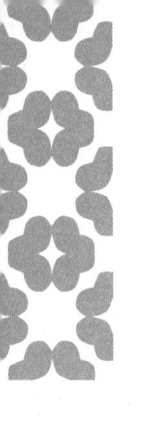

Fondant
de chocolate
con tofu sedoso[23]

**Ingredientes
para 4 personas:**

- ✓ 200 g de tofu sedoso
- ✓ 1 huevo
- ✓ 3 c. s. de edulcorante resistente a la cocción
- ✓ 30 g de maizena
- ✓ 6 c. s. de leche desnatada en polvo
- ✓ 3 c. s. de salvado de avena
- ✓ 2 c. s. de cacao en polvo, sin azúcar
- ✓ 2 c. s. de sésamo tostado

1. Precalienta el horno a 180 °C y bate el tofu para que quede cremoso.
2. Incorpora todos los ingredientes. Mezcla hasta obtener una pasta homogénea.
3. Vierte en un molde antiadherente y espolvorea sésamo por encima.
4. Hornea durante 30 minutos.
5. Sirve una vez que el *fondant* de chocolate esté frío.

---

23. Receta de Titegrenouye del blog La Tambouille de Titegrenouye
http://latambouilledetitegrenouille.blogspot.com/ - www.750gr.com

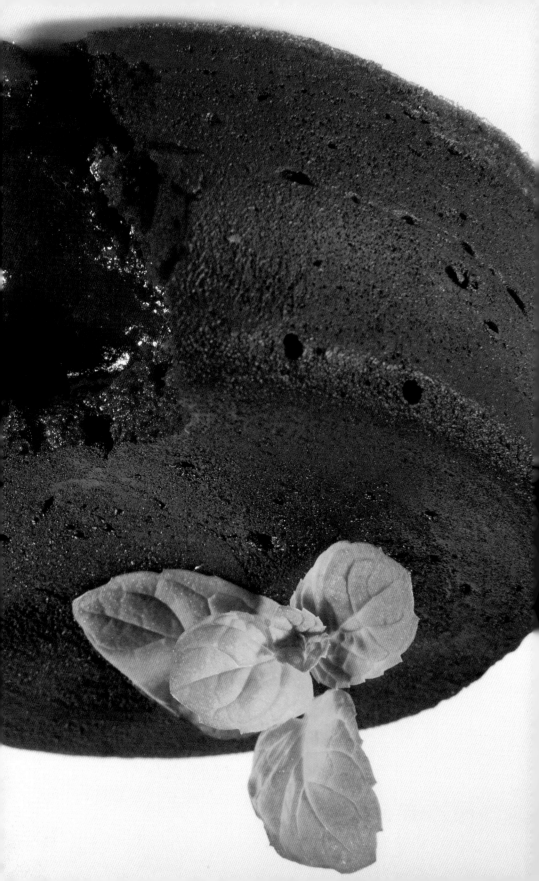

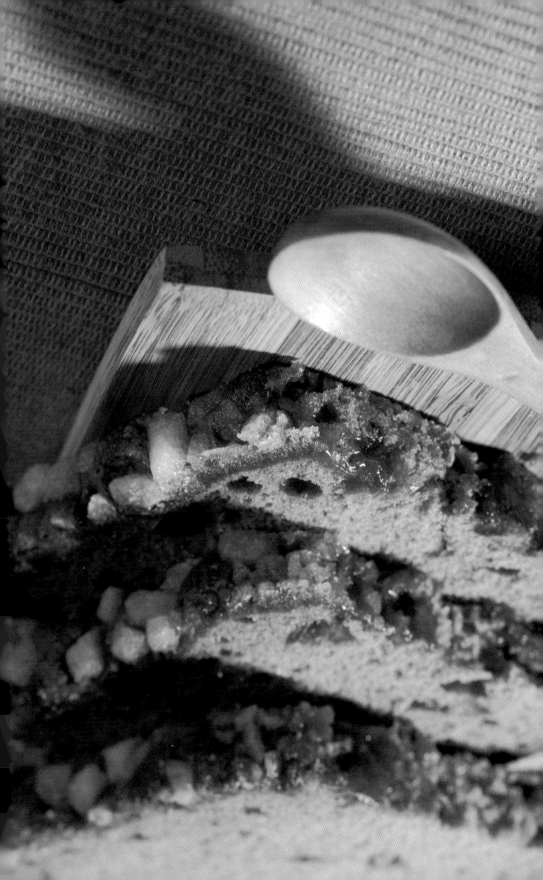

Pan de especias

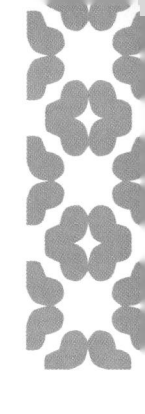

1. Es importantísimo respetar el orden de incorporación de los diferentes ingredientes.
2. Pon la harina en un cuenco y luego añade la sal, el azúcar y el sobre de levadura.
3. Derrite la mantequilla e incorpórala.
4. Calienta la leche y añádela a la mezcla.
5. Agrega el huevo, la miel, la ralladura de la media naranja y el salvado de avena. Mezcla todo bien.
6. Engrasa con aceite un molde rectangular para bizcochos y luego enharínalo antes de verter la preparación.
7. Cuece en el horno precalentado a 170 °C, hasta que esté dorado.

Ingredientes para 6 u 8 personas:

- ✓ 200 g de harina
- ✓ 1 pizca de sal
- ✓ 100 g de azúcar moreno
- ✓ 1 sobre de levadura
- ✓ 100 g de mantequilla
- ✓ 20 cl de leche
- ✓ 1 huevo
- ✓ 250 g de miel líquida
- ✓ ½ naranja
- ✓ 50 g de salvado de avena
- ✓ 1 pizca de sal

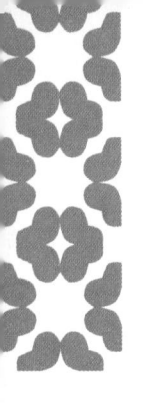

Galletas cruji-esponjosas de manzana[24]

Ingredientes para 16 galletas (aprox.):

✓ 75 g de mantequilla ablandada

✓ 100 g de azúcar moreno

✓ 1 huevo

✓ 125 g de harina

✓ ½ c. c. de bicarbonato

✓ ½ c. c. de canela

✓ 1 manzana

✓ 50 g de copos de avena

1. Bate la mantequilla ablandada con el azúcar.
2. Incorpora el huevo y mezcla bien.
3. Añade la harina, el bicarbonato y la canela. Mezcla hasta obtener una pasta homogénea.
4. Pela la manzana y córtala en dados.
5. Añade la manzana y la avena a la preparación.
6. Con una cuchara pon montoncitos de masa en la bandeja del horno, previamente forrada con papel sulfurizado.
7. Hornea durante 15 minutos a 180 °C

---

24. Charlotine – Les Yeux plus gros que le ventre (http://charlotine.canalblog.com/) - www.750gr.com

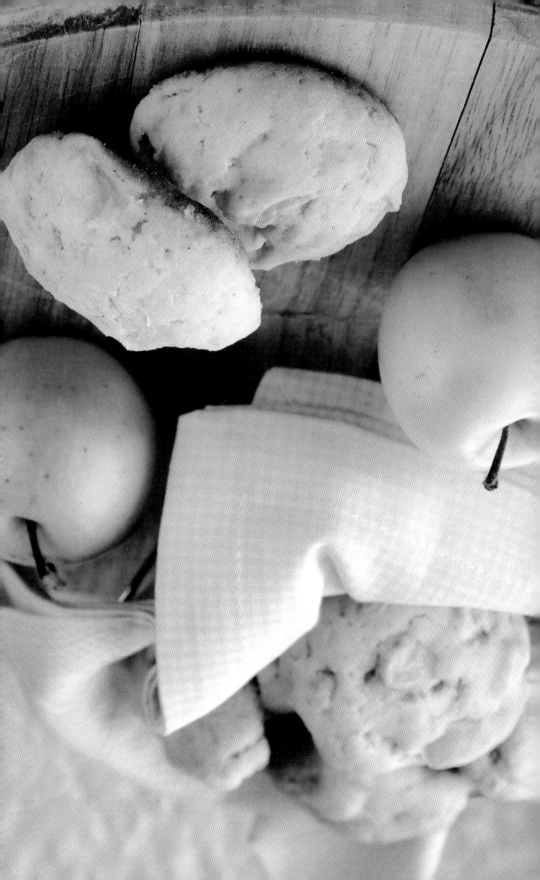

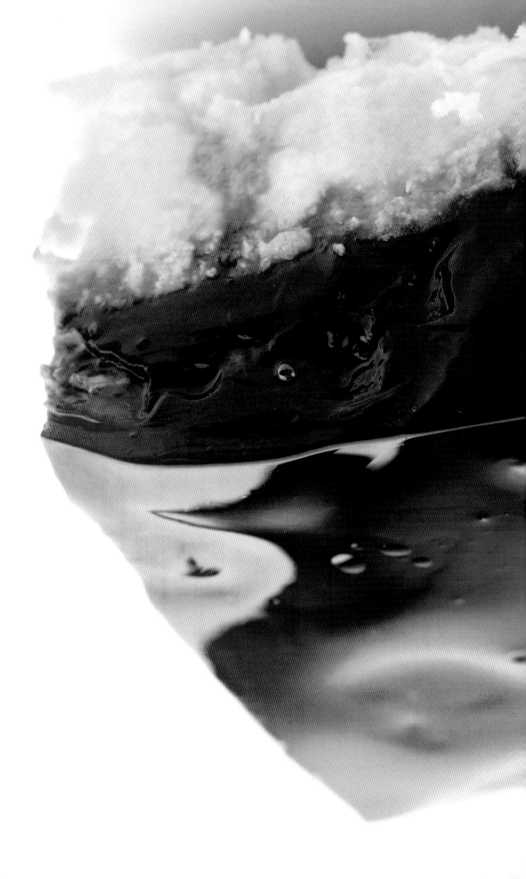

Cortes de fresa[25]

1. Mezcla las fresas con el azúcar en una cacerola a fuego muy lento.
2. Diluye la maizena en agua e incorpórala a las fresas.
3. Sube un poco el fuego, y cuece 7 minutos, más o menos, hasta que espese, removiendo con una cuchara de palo.
4. Deja enfriar. Bate el huevo, incorpora la crema agria y mezcla.
5. Añade el huevo con crema agria a las fresas y reserva. En un cuenco grande, mezcla la harina con el azúcar moreno, los copos de avena y la levadura.
6. Incorpora la mantequilla y trabaja la preparación hasta obtener una masa grumosa.
7. Pon la mitad de la mezcla en un molde cuadrado (de unos 20 cm de lado), previamente engrasado con mantequilla.
8. Cubre con fresas.
9. Añade el resto de la preparación por encima, presionando ligeramente. Hornea durante unos 30 minutos a 180 °C.
10. Finalmente, dora en el grill unos minutos.

Ingredientes para 6 personas:

- ✓ 120 g de harina
- ✓ 70 g de azúcar moreno
- ✓ 125 g de copos de avena
- ✓ ½ cucharadita de levadura
- ✓ 150 g de mantequilla
- ✓ 1 huevo grande
- ✓ 12,5 cl de crema de leche agria
- ✓ 300 g de fresas frescas
- ✓ 60 g de azúcar
- ✓ 4 c. s. de agua
- ✓ 2 c. s. de maizena®

---

25. Receta (frecuente en Canadá) de Gautreeau – www.750gr.com

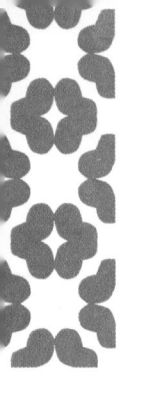

Barritas de cereales[26]

Ingredientes para 4 personas:

- ✓ 140 g de chocolate blanco
- ✓ 150 g de chocolate con leche
- ✓ 150 g de harina
- ✓ 100 g de copos de avena
- ✓ 150 g de azúcar moreno
- ✓ 2 c. c. de bicarbonato
- ✓ 1 c. s. de sirope de arce
- ✓ 100 g de mantequilla
- ✓ 60 g de manteca de cacahuete sin trozos

1. Forra un molde rectangular con papel sulfurizado.
2. Mezcla la harina con los copos de avena, el azúcar moreno y el bicarbonato.
3. Derrite la mantequilla con el sirope de arce en una cacerola pequeña. Mezcla bien e incorpora a la preparación anterior.
4. Vierte en el molde y aplasta con una cuchara. Hornea durante 15 minutos a 180 ºC, hasta que la superficie esté dorada. Deja que se enfríe.
5. Trocea el chocolate blanco y derrítelo al baño-maría.
6. Trocea el chocolate con leche y derrítelo al baño-maría.
7. Vierte generosas cucharadas de chocolate blanco y de chocolate con leche, alternadas, sobre la bandeja.
8. Deja reposar 2 horas a temperatura ambiente, desmolda y corta en rectángulos.

---

26. Receta de La pâtissière Laulau – www.750gr.com

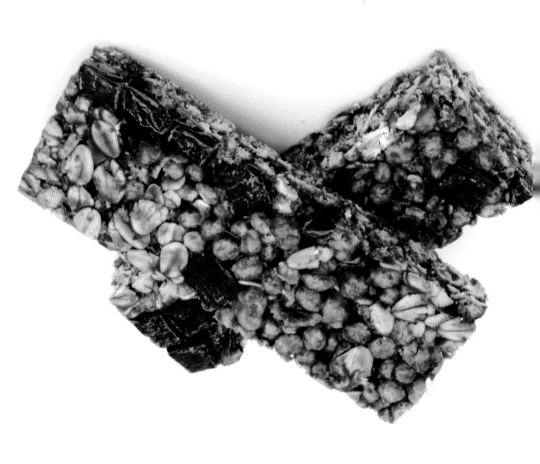

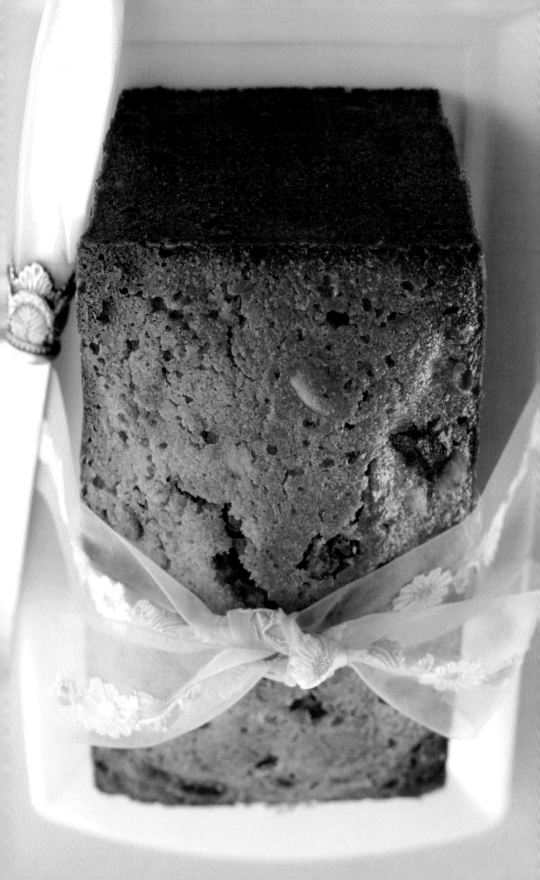

Bizcocho de albaricoque con copos de avena[27]

Ingredientes para el crumble de copos de avena caramelizados:

- ✓ 25 g de aceite de oliva
- ✓ 25 g de azúcar mascabado ecológico
- ✓ 35 g de copos de avena

1. Precalienta el horno a 180 ºC.
2. Mezcla en una bandeja de horno el aceite de oliva, el azúcar y los copos de avena, para hacer el *crumble*. Hornea durante unos 15 minutos, hasta que caramelice.
3. Corta los albaricoques en cuartos.
4. Bate enérgicamente en un cuenco, el puré de almendras y el azúcar, hasta que quede en una preparación cremosa.
5. Añade el yogur y el huevo, y mezcla bien.
6. Incorpora progresivamente la harina, la levadura y la sal; continúa batiendo.
7. Cuando la masa esté lisa y untuosa, añade los albaricoques delicadamente.
8. Vierte en un molde y hornea durante 15 minutos.
9. Añade el *crumble* de copos de avena y sigue horneando durante 35 minutos más. Saca el bizcocho y deja que se enfríe antes de desmoldar.

Ingredientes para la masa del bizcocho:

- ✓ 5 albaricoques grandes
- ✓ 50 g de puré de almendras blancas ecológicas
- ✓ 80 g de azúcar integral
- ✓ 1 yogur de soja
- ✓ 1 huevo
- ✓ 120 g de harina
- ✓ 6 g de levadura en polvo
- ✓ 1 pizca de sal

---

27. Receta de AdelinaK – www.750gr.com

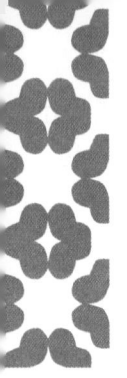

Sugerencia

Puedes servir el bizcocho con un batido de plátano y albaricoque para acompañar.

Para un vaso:

Ingredientes para el batido de plátano y albaricoque:

✓ 150 ml de leche de soja
✓ 1 plátano maduro
✓ 1 chorrito de zumo de limón
✓ 1 c. s. de puré de almendras blancas
✓ 60 g de albaricoques

1. Corta el plátano y los albaricoques en trozos, añádelos al resto de ingredientes y bate hasta obtener una mezcla lisa y untuosa.
2. Vierte el batido en un vaso con un chorrito de sirope de ágave y sirve.

Pastas de té

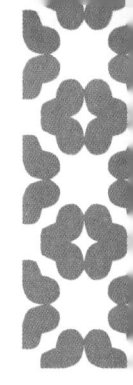

1. Mezcla la mantequilla ablandada con el azúcar. Incorpora la yema y bate bien hasta que la preparación se convierta en una espuma blanquecina.
2. Incorpora el salvado de avena y la harina.
3. Forma una bola con la masa y envuélvela en un paño, dejando que repose 2 horas en la nevera.
4. Transcurrido este tiempo, extiende la bola con un rodillo hasta que tenga 0,5 cm de grosor.
5. Escoge una o varias formas para tus pastas (corazón, estrella, redondas; son ideales los moldes de silicona).
6. Con un pincel, pinta cada pasta con la segunda yema de huevo.
7. Forra la bandeja del horno con papel sulfurizado y dispón encima las pastas.
8. Hornea de 8 a 10 minutos a 175°C. Las pastas deben estar doradas.

Ingredientes para unas 30 pastas (aprox.):

✓ 250 g de mantequilla
✓ 120 g de azúcar en polvo
✓ 350 g de harina
✓ 50 g de salvado de avena
✓ 2 yemas de huevo

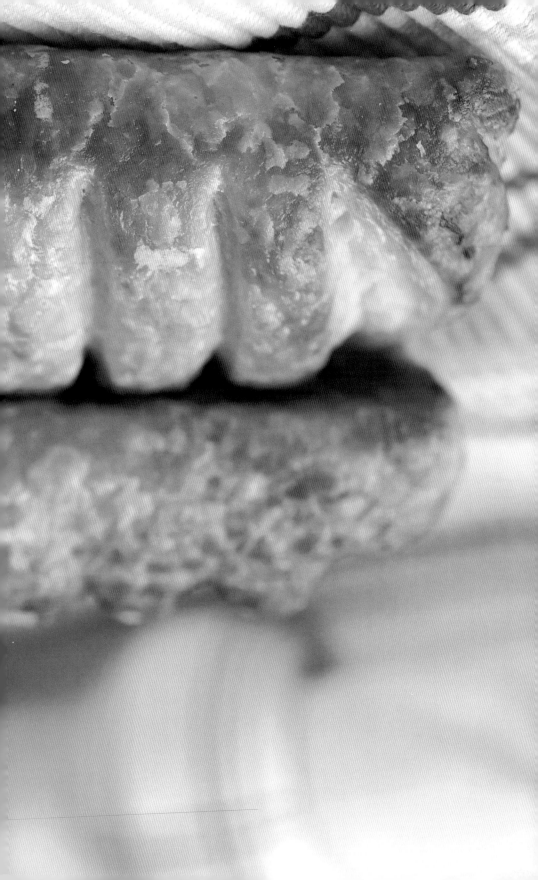

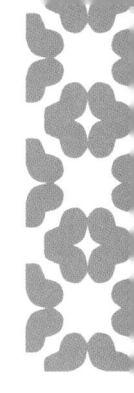

Bollito de copos de avena caramelizados[28]

Para hacer esta receta, necesitas una panificadora y un molde de silicona.

Para los bollitos:

1. Calienta un poco la leche, bate el huevo y viértelo todo en la panificadora.
2. Incorpora la harina, el azúcar y la levadura en un lado, y la sal en el opuesto.
3. Vierte la miel en el centro.
4. Cuando los ingredientes estén mezclados y amasados, corta la mantequilla en trozos y ponla en la panificadora. Deja que amase el pan durante 1 hora y 30 minutos, aproximadamente (depende de la máquina).

Ingredientes para los bollitos para 8 personas:

✓ 310 g de harina
✓ 80 g de mantequilla ablandada
✓ 75 g de leche semidesnatada
✓ 30 g de azúcar
✓ 1 huevo
✓ 13 g de levadura fresca
✓ 2 c. c. colmadas de miel
✓ 1 pizca de sal

---

28. Receta de Ana del blog Mes Brouillons de Cuisine! (http://cuisinebyana.canalblog.com/) - www.750gr.com

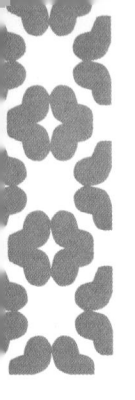

Para el caramelo:

1. Pon el azúcar en una cacerola y caliéntalo a fuego vivo hasta que se derrita.
2. Cuando el caramelo adquiera un bonito color ámbar, añade la mantequilla y mezcla bien; luego incorpora la leche. Remueve para que el caramelo sea homogéneo (el caramelo cuaja con la leche pero se funde rápidamente si vamos removiendo con energía).
3. Fuera del fuego, añade la crema de cacao, incorpora y mezcla bien los copos de avena y vuelve a mezclar para que los copos queden bien empapados.

Para montar los bollitos:

Ingredientes para el caramelo y los copos de avena

✓ 100 g de azúcar
✓ 5 cl de leche
✓ 15 g de mantequilla
✓ 100 g de copos de avena
✓ 2 c. s. de crema de chocolate con «avellanas y azúcar»

1. Cuando la panificadora haya acabado, extiende la masa en la superficie de trabajo enharinada, formando un gran rectángulo.
2. Reparte el caramelo encima de la masa, dejando 2 cm libres en cada lado.
3. Enrolla la masa para formar un rulo largo y después corta en 4 porciones.
4. En el molde de silicona, coloca los bollos alineados con el lado más largo del molde, y deja que leven 1 hora a temperatura ambiente. Precalienta el horno a 180 °C. Hornea durante unos 25 minutos. Verifica la cocción pinchando con un cuchillo: cuando salga limpio, los bollitos estarán listos.

Crumble
choco-banana

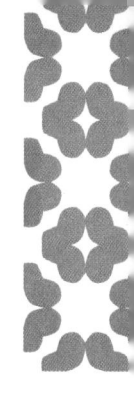

1. Pela los plátanos córtalos en trozos y saltéalos unos instantes a fuego lento en una cacerola. Añade un poco de agua, si fuera necesario, para evitar que la fruta se pegue. Chafa los plátanos con un tenedor con cuidado.
2. Incorpora el azúcar y la canela, remueve y retira la cacerola del fuego.
3. Ralla el chocolate negro.
4. Engrasa una bandeja con mantequilla, vierte el plátano chafado y espolvorea con los copos de chocolate.
5. En otro cuenco, mezcla la mantequilla a punto de pomada con el azúcar moreno y la harina de salvado de avena. La preparación debe quedar arenosa y formar miguitas al trabajarla con las manos.
6. Dispón esas migas sobre la bandeja de choco-banana y hornea a 210 ºC durante unos 20 minutos. El *crumble* debe quedar dorado.

**Ingredientes
para 6 personas:**

✓ 6 plátanos grandes
✓ 1 tableta de chocolate negro
✓ 120 g de azúcar moreno
✓ 80 g de azúcar blanquilla
✓ 150 g de harina de salvado de avena
✓ 100 g de mantequilla
✓ 1 c. c. de canela

Vasitos-burguitos banana-caramelo

Ingredientes para el burguito:

- ✓ 100 g de nata líquida
- ✓ 2 tarrinas de queso fresco
- ✓ 1 bolsita de azúcar avainillado
- ✓ 2 c. s. de azúcar en polvo

Ingredientes para la compota de plátano:

- ✓ 2 plátanos
- ✓ 1 limón amarillo
- ✓ 1 c. s. de azúcar en polvo

Ingredientes para la salsa de caramelo:

- ✓ 40 g de azúcar
- ✓ 20 g de mantequilla
- ✓ 60 g de nata líquida
- ✓ 40 g de copos de avena
- ✓ 1 c. s. de azúcar moreno de caña
- ✓ 1 nuez de mantequilla

1. Monta la nata bien firme. Luego mezcla el queso fresco y los azúcares.
2. Incorpora delicadamente la nata montada y reserva en la nevera.

Para la salsa de caramelo

1. En una cacerola, haz un caramelo con el azúcar. Cuando el azúcar empiece a dorarse, retira del fuego.
2. Incorpora ahora la mantequilla y luego la nata líquida, mientras bates sin cesar (la nata líquida no debe estar muy fría) y reserva.
3. Derrite una nuez de mantequilla en una sartén.
4. Espolvorea los copos de avena y luego el azúcar sobre la mantequilla derretida; durante 2 minutos, tuéstalo todo removiendo regularmente con una cuchara de palo.
5. Reserva los copos de avena en un plato.
6. Corta los dos plátanos en rodajas y ponlos en la misma sartén.
7. Exprime un limón y vierte su zumo sobre el plátano, para que no se oxide.
8. Espolvorea con azúcar en polvo y cuece 4 o 5 minutos. Llena los vasitos de la siguiente manera: crema, compota de plátano, copos de avena, crema, caramelo y al final copos de avena. Pon los vasos en la nevera durante una hora y sirve.

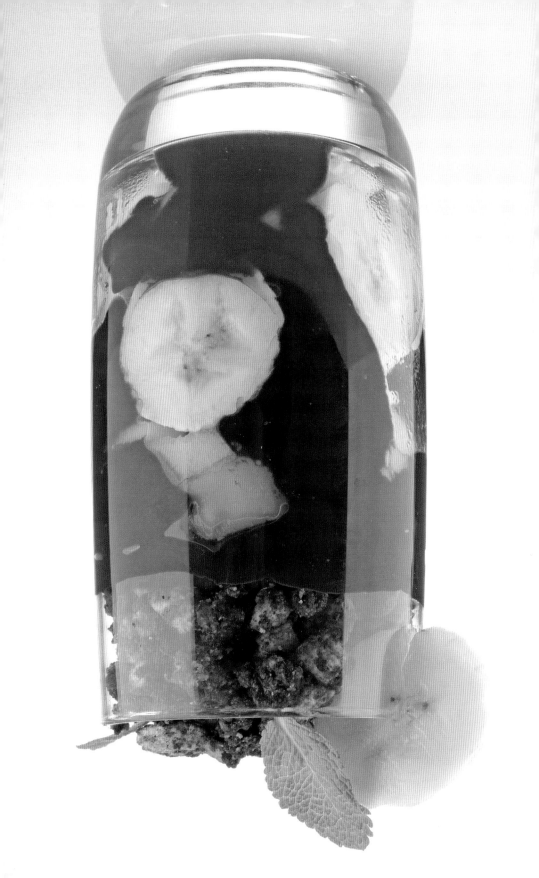

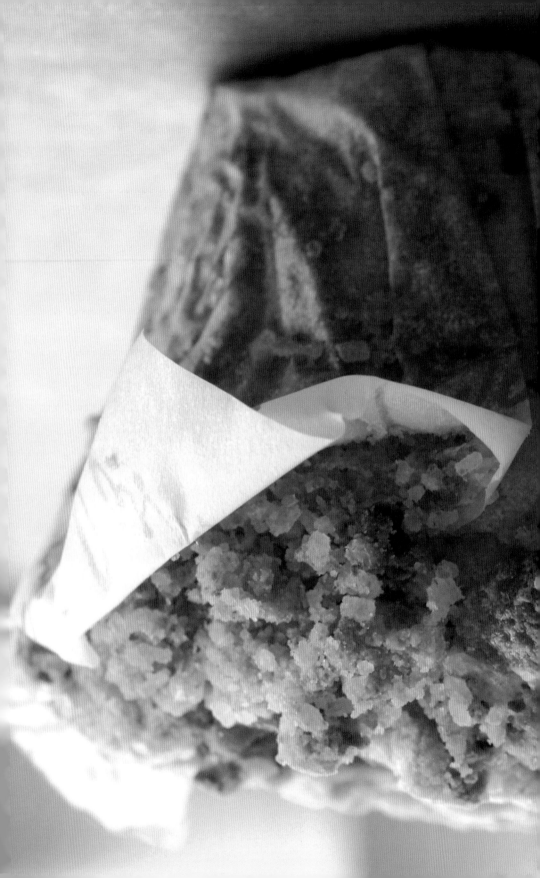

Muffins de avena con cacao y ron[29]

1. Precalienta el horno a 180 °C y engrasa con mantequilla los moldes para *muffins*.
2. Mezcla bien los ingredientes siguientes, en dos recipientes separados:
   - Recipiente 1: harina, levadura, copos de avena y cacao.
   - Recipiente 2: mantequilla, azúcar, huevos y ron.
3. Haz un agujero en el recipiente 1 e introduce el contenido del recipiente 2.
4. Mezcla rápidamente, pero no trabajes mucho la masa: debe tener un aspecto grumoso.
5. Pela las peras y córtalas en trozos.
6. Corta el chocolate fino.
7. Añade las peras y el chocolate a la masa y mezcla ligeramente.
8. Con una cuchara, rellena los moldes hasta ¾ de su capacidad y cuece de 20 a 25 minutos.
9. Deja enfriar 5 minutos y desmolda, dejando que acaben de enfriarse en una rejilla.

Ingredientes para 6 personas:

- ✓ 2 peras
- ✓ 100 g de chocolate con leche
- ✓ 300 g de harina
- ✓ 3 c. c. de levadura
- ✓ 50 g de copos de avena
- ✓ 1 c. s. de cacao
- ✓ 150 g de mantequilla
- ✓ 150 g de azúcar
- ✓ 3 huevos
- ✓ 1 c. s. de ron[30]

---

29. Receta extraída de www.750gr.com
30. Atención, el abuso de alcohol es peligroso para la salud. Debe consumirse con moderación.

Tarta de canela
con manzana[31]

Ingredientes para la masa para 4 personas:

- ✓ 150 g de harina de trigo T80
- ✓ 50 g de copos de avena
- ✓ 70 g de margarina especial cocción
- ✓ ½ c. c. de canela
- ✓ 1 dl de agua

Para acompañar:

- ✓ 4 dl de leche de avena
- ✓ 3 manzanas
- ✓ 10 orejones
- ✓ Mermelada de albaricoque
- ✓ Canela en polvo

Preparación de la masa:

1. Mezcla los ingredientes secos y la margarina hasta obtener una masa arenosa.
2. Añade un poco de agua para formar una bola flexible y deja que repose.

Preparación de manzana rallada:

1. Por lo menos 1 hora antes, lava los orejones y déjalos en remojo en leche de avena en la nevera.
2. Extiende la masa con un rodillo y forra con ella un molde para tartas.
3. Corta las manzanas en cuartos, pélalas y rállalas gruesas.
4. Bate los orejones con la leche de avena hasta formar una crema lisa.

---

31. Receta de Laurence Salomon, del restaurante «Nature & Saveur», Annecy – www.750gr.com

5. Reserva una pequeña cantidad para la presentación, mezcla el resto con la manzana rallada y reparte en el molde.
6. Espolvorea con canela y algunos copos de avena.
7. Precalienta el horno y cuece 30 minutos a 170ºC en la parte baja del horno.

Acabado y presentación:

1. Mezcla una cucharada de crema de orejones con un poco de leche de avena para obtener una salsa.
2. Coloca un trozo de tarta en un plato, rodeada de la salsa de orejones.
3. Sirve con un vasito de leche de avena, aderezado con un poco de mermelada de albaricoque y una pizca de canela en polvo.

Anexos

Bibliografía

«La santé vient en mangeant, Le guide alimentaire pour tous»,
Programa Nacional Nutrición Salud (PNNS).

Le guide Nutrition et Santé, Issy-les-Moulineau, Éditions Vidal,
2006.

Hart, Alice, *Mes recettes bio et saines au son d'avoine*, Éditions
Hachette Livre-Marabout, París, 2010.

Pinson, Claire, *Me petites recettes magiques au son d'avoine*,
Éditions Leduc.s, París, 2010.

Para saber más

«Nutrition – Besoins nutritionnels et apports alimentaires de
l'adulte – Évaluation de l'état nutritionnel – Dénutrition»,
Facultad de Medicina Montpellier-Nîmes, 2009-2010,
(http://www.med.univ-montp1.fr/enseignement/cycle_2/
MIA/Ressources-locales/MT9/110_Besoins_Nutritionnels.pdf)

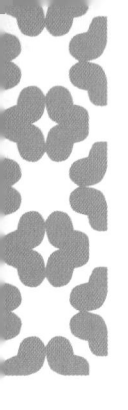

Opinión de la Agencia francesa de seguridad sanitaria de los alimentos, relativa a la solicitud de evaluación del fundamento científico de la alegación sobre el efecto de la fibra soluble de avena, consumida en el seno de una dieta adaptada para el colesterol en sangre, Afssa, Saisine n.º 2007, 23 de mayo de 2008. (http://www.anses.fr/Documents/NUT2007sa0168.pdf)

Resumen científico de la relación «Alimentation, nutrition, activité physique et prévention du cancer: une perspective mondiale» del Fondo Mundial de Investigación contra el cáncer, 2007.

«Des laits qui n'en sont pas», Cerin nº 129, enero 2003.

«Avoine», passeportsanté.net

«Son d'avoine», sondavoine.com

Ker Armel Nadine y Saidj Yamina, «Féculents – L'avoine, une céréale qui vous veut bien», doctissimo.fr, 3 de marzo de 2003.

Créditos fotográficos

Todas la imágenes contenidas en el libro pertenecen a Fotolia.com

© Mikko Pitkänen, p. 8

© volff, p. 18

© Andrey Armyagov, p. 25

© RG., p. 31

© lidante, p. 35

© pogona22, p. 39

© sou52, p. 42

© Maksim Shebeko, p. 45

© alain wacquier, p. 46

© Furret, p. 49

© margouillat photo, p. 49, 50, 129

© Studio DER, p. 53, 88

© Lumarmar, p. 54

© Richard Villalon, p. 57, 65, 77, 95

© guy, p. 58

© finaeva_i, p. 61

© JJAVA, p. 62, 130

© ChantalS, p. 66

© Anne DEL SOCORRO, p. 69

© marilyn barbone, p. 70

© illustrez-vous, p. 73

© sarsmis, p. 74

© manipulateur, p. 78

© Viktor, p. 81, 96

© etienn280, p. 82

© Viktorija, p. 85

© L.Bouvier, p. 91

© Mario, p. 92

© quayside, p. 99

© gunnar3000, p. 100

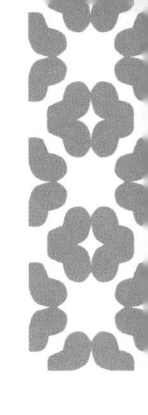

Índice

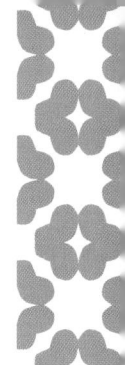

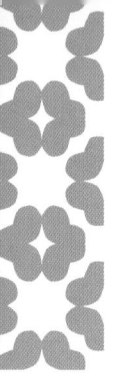